JN270069

夢の科学

そのとき脳は何をしているのか？

アラン・ホブソン　著
冬樹純子　訳

ブルーバックス

カバー装幀／芦澤泰偉・児崎雅淑
カバーイラスト／玉利ひろのぶ
もくじ・本文デザイン／工房 山﨑

はじめに

有史以来、人は、眠っている間にみる「夢」に心を惹《ひ》かれてきた。生々しく、つかみどころがなく、往々にして強い感情を伴う——夢はそのような特徴ゆえ、昔から宗教や芸術を表現するうえで、はたまた内省的な心理学理論を唱えるうえで、神秘的な影響を与えてきた。

その根拠となっているのが、夢にはそれを介してのみ伝えられるメッセージが含まれている、という発想である。

旧約聖書の世界では、神は、その神意を人間に伝えるのに特定の預言者を通すとされていた。これはまさにギリシャ神話の「角の門、象牙の門」（訳注：夢の国にある角の門は真実の夢を、象牙の門は偽りの夢を通すという）をルーツとした、中世夢理論の中核をなす概念である。

たとえば、神秘主義思想家のスウェーデンボリ（一六八八～一七七二年）は、夢で天使に会い、その指示をもとに新エルサレム教会を設立したといわれている（訳注：スウェーデンボルグは普遍的な宗教の象徴として「新エルサレム」という名称をえらんだが、新たな宗教や教会を興したわけではない。彼の死の一五年後に、熱心な支持者たちが実際の教会を組織した）。

イタリア、ルネッサンス期の芸術家たちは、霊感を絵で表現するのに夢を媒体とした。ジョットなどはその代表ともいえる画家・建築家である。そういった神霊感が夢をとおしてのものであることを示すために、絵の中に眠っている修道士や聖職者が描かれていることもある。

近代芸術では、シュールレアリストたちが「夢は、目覚めているときよりも、真実の意識状態だ」との信念を大胆な描写で表現した。ダリ、エルンスト、マグリットらが描いたものはみな、夢の言葉でのみ解釈できる作品である。もっとも超現実なのはダリ、もっとも精神分析学的なのがエルンスト、そしてマグリットは三人の中でいちばん神経心理学的とでもいおうか。

一九世紀の終わりから二〇世紀の初頭にかけて、夢の探究者として有名なのは何といってもフロイトである。彼はもともと脳科学のうえに心の理論を構築しようと試みたのだが、当時の脳に関する知識では力及ばず、かの有名な『科学的心理学のための試み（Project for a Scientific Psychology）』も断念せざるを得なかった。

そのフロイトが、彼がいうところの〝力動的な無意識〟を探る手がかりとしたのが夢であった（訳注：力動的とは、心の現象の基礎にはさまざまな心的な力が作用し合っているという精神分析学的な見方）。そして「夢は、その内容の裏に入念に隠された意味を持っている。欲望を隠そうとして抵抗する意識の壁をどうにか打ち破ろうとするのが無意識である」と結論づけた。

そして、はるか昔にやはりこのような考え方をした夢学者たちと同様に、夢を象徴化して解釈した。すなわちフロイトは、紀元二世紀のギリシャの夢学者アルテミドロスや、もっと大昔の預言者たちによる夢理論を復活させた人なのである。

『科学的心理学のための試み』を断念したとき、フロイトは何を捨ててしまったのか。本書では再びそれを拾いあげて、いまや確固とした基礎を持つようになった睡眠科学のうえに新しい夢の理論を展開していきたい。

そのために本書では、脳の基礎研究、睡眠実験室での研究、睡眠および夢に関する最近の臨床研究などから、これまでにわかってきた事柄を簡潔にまとめていく。また本書の随所に私個人の夢日記を引用し、これらを例に「活性化―合成仮説」とよばれる新しい夢理論をみていこう。これまで精神力動的に語られてきた多くの夢に共通する特性を、この新しい夢理論を使って生理学の言葉で論じてみたい。幾重にも覆われていた神秘のベールをはがしてしまえば、ありのままの夢の姿が現れて、手のこんだ解釈などしなくても理解できるだろう。

本書の目的は、過去五〇年の間に夢の科学がどのような発展をとげ、実体のある科学になってきたかを示すことである。読み進んでいくうちに、読者が各自の夢理論を見つめ直すきっかけを得て、さらに睡眠科学の最前線では「こんなにおもしろいことがわかってきたのか」と感じていただければ幸いである。

夢の科学——そのとき脳は何をしているのか？　もくじ

——謝辞

本書の基幹を成す研究は、NIH（アメリカ国立衛生研究所）、NSF（全米科学財団）、NIDA（アメリカ国立薬物乱用研究所）、ジョン・D&キャサリン・T・マッカーサー財団の研究費助成を受けて、マサチューセッツ精神衛生センターの著者の研究室で行われたものである。共同研究を進めてくれた同僚研究者たちに、そして原稿に関して助力を与えてくれたニコラス・トランクィーロに、心よりお礼を申し上げる。

第1章　夢研究のパラダイムシフト

夢はどのようにして生まれるのだろう？　夢はなんとも奇妙で、その内容を憶《おぼ》えておくのがむずかしいのはなぜだろう？

夢を科学の対象にするには、〝夢をみている状態〟をきちんと識別するための信頼できる定義と、その定義にかなった夢の特徴の測定法が必要である。

そして脳の研究を進めていくうちに、夢を科学的に定義したり測定したりするには、夢のストーリーよりも、夢の客観的な特徴に焦点を合わせたほうがずっと効果的だということがわかってきた。客観的特徴というのは、個々の夢のストーリーがどんなものであれ、その中でどのように知覚し、考え、感じたかという知覚・認識・感情の〝質〟を意味する。

これらを夢の〝内容〟と〝形〟といいかえてもいいだろう。

繰り返しみる夢

夢はみる人によってさまざまなのはもちろんだが、実は、その特徴は多くの点で一致している。それは同一人でも同じことだ。この共通の特徴こそが夢の〝形〟である。

たとえば、多くの人が「同じ夢を繰り返してみる」という。

夢が視覚的、情動的、論理の質が奇怪で、時・場所・人物が変幻自在で一貫性がなく、晩ごとに奇妙で、この奇妙さの繰り返しのために、多くの人が「同じ夢ばかりみる」と思うのではないだろうか。

もちろん、この〝繰り返し〟は夢の〝内容〟(ストーリー)の場合もある。とくに心的外傷に関連する場合はそうだ(第6章参照)。だが健常者に、繰り返す(と、この人たちが主張する)夢について記録してもらったところ、何と「繰り返す」のは、〝内容〟ではなく、夢の中での知覚・認識・感情の質、つまり夢の〝形〟のことだったのである。

繰り返す夢にお馴染みの〝形〟は心配や不安という情動だった。たとえば試験というテーマで〝不安〟が夢を構成する割合は結構高い。うまくやれるか? 評価はどうか? といった不安だ。

実際、繰り返す夢として〝試験の夢〟をあげる人がたくさんいるのである。

試験の夢を繰り返しみるといっても、時や場所や試験の種類など具体的な設定、すなわち〝内容〟はその都度変わる場合が多い。しかし「試験の準備がまだできていない」という不安な気持ちは変わらない。目まぐるしい競争社会に暮らす人にとって、不安は珍しい情動ではない。夢の中では思いをなかなか言葉にすることができないが、そういうこととも関係があるのだろう。

他にも、やはり夢の特徴である「記憶が定かでない」ということも、夢が繰り返すと思う理由の一つだろう。実際、夢の中で何かを覚えたり、思い出したりすることはほとんどない。

考えてみればおかしなことだ。夢には記憶の断片がいっぱい詰まっているのに、夢の最中に何かを思い出したりはしない。最近亡くなった人が夢に出てきても、その夢の中の私は、その人が亡くなった事実さえ思い出さないのである。

このような思考の欠如が、不安、そして失敗するのではないかという恐れと結びついた結果、「試験の夢を繰り返しみる」となるようである。

繰り返す夢の真相を知りたい読者には、何だかはぐらかされたような説明だと思えるかもしれない。――だがそうではない。

夢は視覚性であると同時に情動的である。中でも高揚感、怒り、不安といった情動が多い。繰り返されるのは、他でもない、こうした特定の情動によってつくられるテーマ（不安という情動による試験というテーマ）なのだ。私たちが経験することはたえずさまざまな情動を伴うが、中でも高揚感、怒り、不安といった情動を伴った体験は夢に出てきやすいとすると、同じ種類の情動が繰り返され、その結果、同じテーマが繰り返されることは大いに考えられる。

夢の研究といえば、以前は当然のようにストーリー、すなわち〝内容〟に注目し「この夢は何を意味しているのか？」と問うていた。しかしいまは「夢をみているときの精神活動の特徴は、目覚めているときのそれとどう違うのか？」と問うようになった。夢の幻覚はどのようであったか（何をみたかではなく）、思考や注意の程度はどうであったか（何を考えたかではなく）など、夢の〝形〟を判定するのである。

科学の世界にはパラダイムシフト（ある時代やある分野に支配的な考え方が急激に変化すること）という言葉がある。夢研究の対象が〝内容〟から〝形〟へ転換したのも、まさしくパラダイムシフトである。これによって夢という身近な現象を、それまでとはまったく異なった視点でとらえられるようになった。

ちなみに、これから本書で繰り返して述べる「睡眠中に脳が活性化されることによって夢をみる」のではないかという見方も、このパラダイムシフトの中から出てきたのである。

もちろん、夢の内容からは何の意味も読み取れないとか、そんなことをしても何の役にも立たない、といっているのではない。それどころか、夢は示唆に富み、その内容から大切な意味を解釈することもできると思っている。

しかし、だからといって、夢はたいそうな意味を隠し持っているとか、特殊な心理学的技法でのみ解釈できるとかは考えていない。そういった解釈の根拠になっている夢の特徴の多くは、単に睡眠による脳の状態変化を反映したものにすぎない。これについては第3章で詳しく述べる。

夢の〝内容〟と〝形〟の区別をもっとよく理解してもらうために、何年間にもわたり数百の夢を記録してきた私の夢日記の中の一つを例にとって検討してみよう。この夢日記がどのようなものかわかってもらうために、また読者自身の夢に対する印象と比較してもらうために、ここでは省略せずにそのまま引用することとする。夢はむろん各人各様だが、〝形〟に関しては共通点を感じてもらえるだろうか。

夢日記①　一九八七年一〇月五日

アメリカ精神医学会定例学会のためニューオーリンズに向かう途中にて。夢に関しての討論会に出席予定。その二日前にみたリチャード・ニューランドの夢。

家のメンテナンスにまつわる悪夢。補修しなければならないものが多すぎて頭が痛い。リチャードとその友人とおぼしき男が手伝ってくれているのだが、何とも心もとない助っ人だ。不注意と役立たずという二重の脅威。

いくつか異なった場面が出てくるが、伴う感情はどれも同じで、こまごまとしたメンテナンスにかかわる不安だ。

ある場面では、私たち三人は丘の多い田舎道を歩いている。どこに向かっているのだろう？　おそらく〝その家〟へだろう。

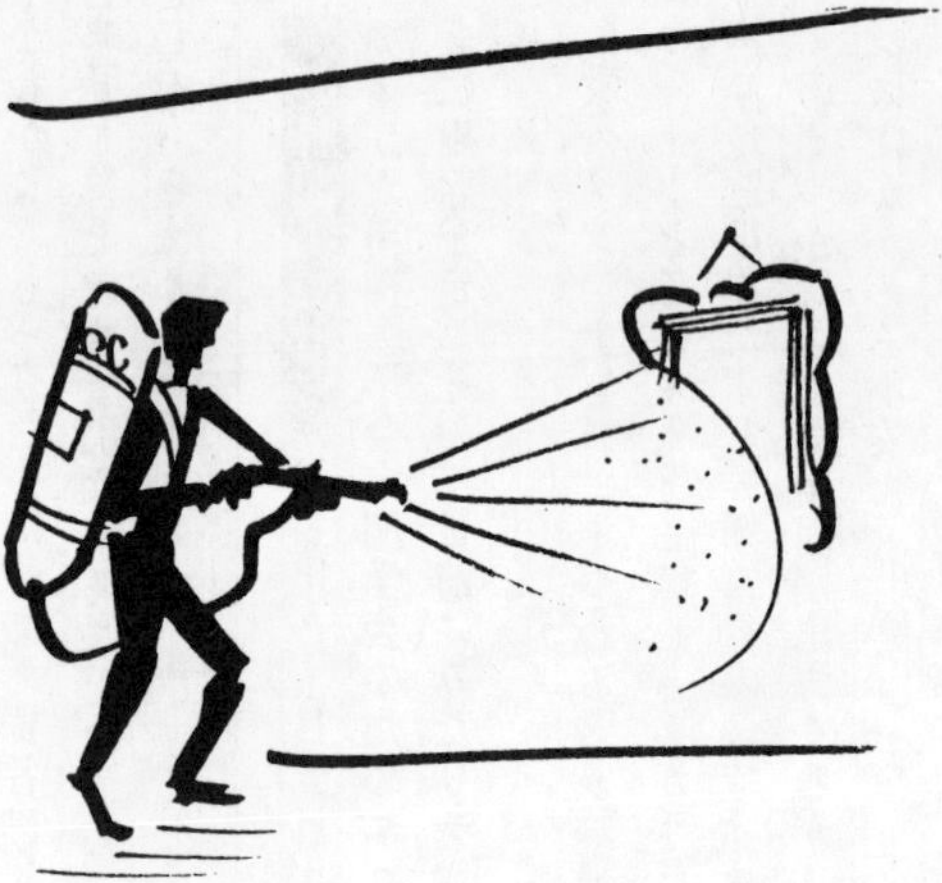

そして次は家の中だ。我が家とは似ても似つかぬが、夢をみている脳にとってそれは私の家なのだ。リチャードの友人が白い壁（私の家にはない）に青い（青色の壁もない）ペンキを吹き付けている。なんとこのペンキを吹き付ける装置は、除草剤や殺虫剤をまくのに使われるタイプの器具だ。突然、男は壁だけでなくそこにかかっている絵にもペンキを吹き付けはじめた。

恐れていたとおりだ。「すぐにやめさせろ」とリチャードにどなる。

どういう理由からか、この器具のスイッチを切るのにリチャードは二階へ上がって行く（明らかに携帯型自給式の器具にみえるのだが）。この間の長いこと！　壁の絵がどんどん青くなっていく。

続いての場面はリチャードとの長い会話だ。確かにリチャードなのだが、その人相は次々と変わっていく。まずはじめは、まるぽちゃで日焼けしたまるで小鬼のようなナポレオン・カーター、次はその同じ顔が苦笑いを浮かべ中国人のクーリー（訳注：肉体労働者）のような帽子をかぶっていた。その次はシェイクスピアの喜劇『夏の夜の夢』に出てくる子牛の顔（その広告には子牛の顔などなかったのに）。覚えている限り、リチャード本人の顔は出てこなかった。（訳注：『夏の夜の夢』に出てくるのは子牛ではなくロバ）
　この長い会話場面で他にどんな顔が出てきたのか、どんな動作があったのかは思い出せない。

　これを書いた前後の状況についても触れておこう。

　前評判の高さもあって多数の出席者を集めた公開討論会が、ニューオーリンズで開かれた。テーマは夢。この夢記録は、そこへ向かう飛行機の中で書いたものだ。通常、夢をみた翌朝に書くが、このときのは二日後に記録した。そのせいかあやふやで細部が乏しい。だが夢の〝内容〟と〝形〟の区別を論じるのに困らないだけの詳細は含まれていると思う。

　この夢の〝内容〟は、バーモント州北部にある農場のメンテナンスにまつわる。私はこの農場を一九六五年から所有しており、リチャード・ニューランドというのは近くの農場主マーシャル・ニューランドの息子である。マーシャルとは長い付き合いで、複雑ながらも満足のいく関係を続けている。生活上の優先事項はお互い大きく異なるが、助け合ってうまくやってきたつもりだ。

この夢が何を意味するのか、私にははっきりわかっている。自宅の管理に無頓着な人たちに私の農場の管理をまかせているのが不安なのだ。いつも心のどこかに引っ掛かっている納得のいかないテーマが、いろいろと設定を変えて何度も夢に出てくる。心理学で〝情動の突出性〟（訳注：その人にとって印象の強い、処理する価値のある、情動的に突き出た事柄）あるいは〝関連性〟とよばれるものである。

友人たちの多くが同じような夢をみた経験があるという。これに関しては第2章でさらに検討していこう。

この夢を、精神分析でよくやるように、関係ない他の心配事を持ち出して偽装表現とか象徴表現としてとらえることには、何の正当性も必要性も見出せない。気がかりなことと夢とを結びつけてその意味を考えてみることは、ときには妥当で役に立つことも否定はしない。だが、この章の冒頭の問い――この夢はどのようにして生まれたのか？　滑稽なまでに奇妙で記憶に留まりにくいのはなぜなのか？　に答える役には立たない。

〝内容〟から〝形〟へ

このような疑問の答えを捜すには、夢の〝内容〟ではなく〝形〟に目を向けるほうがずっと実際的だ。そこで、私のこの夢の〝形〟がどんなものかをみてみよう。

たいていの夢がそうであるように、私の場合も自分が夢をみているなどとはこれっぽっちも思わずに、その中の出来事に真剣にかかわっている。

リチャード・ニューランド（そして、どこの誰かも知らないその友人）や、明らかに私の家ではない〝私の家〟を目にし、青色のペンキが家の壁に吹き付けられる場面をみていたかと思えばいつの間にか別の場面にいる、そしてまた別の場面……。とてもありそうにないことを不思議とも思わず、すべて現実として受け止めている。

脳がどんな〝現実〟をつくり出すかは、このように、脳がどのような知覚や情動、認識を生み出すかで決まる。これは夢をみているときだけでなく、精神疾患など異常な精神状態でも同じだ。つまり、異常な知覚や情動、認識によって異常な〝現実〟がつくられるのである。

この夢も、幻覚や錯覚、恐れや不安を生み出した脳がつくった〝現実〟である。

ちなみに、外部からの刺激によらず脳内で自己発生する知覚や情動が、目覚めているときに比べて強いのはなぜか？　これについては眠っているときにそのような知覚や情動を生み出す脳の部位が選択的に活性化されているのが確認できれば、うまく説明がつくのではないかと思われ、実際にそのとおりだったのである（詳しくは第４章）。

さて、リチャード・ニューランドの夢は、生々しい知覚と強い情動を伴っているだけでなく、認知的にもきわめて奇妙だ。夢を構成する主要なテーマは一応保たれてはいるものの、時や場所や人物が変わったり違ったりしていても、おかしいともなんとも感じていない。リチャードの友人がどういう人なのか何もわかっていない。私の家ということになっているがそうではない。いくつかの場面（非常にあやふやだが）が互いに融合している――屋外を歩いていたのにいつの間にか家の中でペンキを塗っている。

ことのほか奇妙なのは、一連の〝リチャードではない顔〟のリチャードと話をしている場面だ。自分の認識を振り返ってみる能力がわずかでもあれば、「リチャードじゃないぞ」とか「夢をみているんだろうか」といった疑問がわいてくるはずだ。

認知機能の面で多くの夢に共通する目立った特徴には、「まてよ、おかしいぞ」といった自己の認識を振り返る能力が欠如していること、思考の志向性・方向性が不安定で、論理的な思考ができないことなどがあげられる。そして、夢の最中にしろその後にしろ、何かを憶えておくのがはなはだ困難であるという重要な特徴も加えておこう。

このように一貫性・連続性に欠けるリチャード・ニューランドの夢が何でつながっているかといえば、それは連想によるようだ。

背中にしょったペンキを吹き付けるおかしな器具は、農薬や肥料を散布する機器とよく似ていたし、次々と変わっていったリチャードの〝最初の顔〟は、やはり近くの農場主であるナポレオン・カーターのそれだ。もっと後に出てくる〝子牛の顔〟は、酪農を営んでいたニューランド親子の農場にたくさん子牛がいたことと関係があるのだろう。それにシェイクスピアだって『夏の夜の夢』で、登場人物の立場を入れ替えたり、動物に変えてしまったり、変身という手を好んで使っているではないか。

しかし、ではなぜその連想の結びつきがこんなにも自由奔放かということは、うまく説明がつかない。

このように過連想ともいえるほど次から次へと連想が起こってくる背景には、どのような過程が関与しているのだろう。フロイトや彼の説を支持する人たちは、まるで宗教でも信じるように「夢が奇妙なのは、受け入れがたい無意識の欲望に対する心理的防衛の表れ」だと主張した。当時（二〇世紀初頭）の人々にとってもすんなり受け入れられる説ではなかったようだが、それから一〇〇年、今の私たちにとっては〝あり得ない説〟となってしまった。

レム睡眠（68ページ参照）中に生まれる情動や知覚については、それらを引き起こす脳の回路が選択的に活性化されるのではないかと推察され、実際そうであることが確認された。それなら認知を生み出す記憶、論理的思考、自己意識、志向性などに関わる脳の回路（そして化学物質）は、反対に不活性化されるのではないかと、当然、考えられ、こちらもやはりそうであることが確認された。

以上の話を、おもしろいと感じてくれた読者もいるかもしれないが、やはり夢は自分に起きようとしている出来事への秘密のメッセージだと信じたい、という人がいるだろう。だがそういう人でも、夢の中ではなぜ奇妙な知覚や感情、認知——すなわち夢の〝形〟が生まれるのかに取り組むためには、脳科学が必要であることに異論はあるまい。

常識的に考えても、〝形〟と〝内容〟は相補う関係にあることはわかる。他の分野、たとえば言語学では文法と統語論が、詩では韻律と韻文がそれぞれ相補の関係だ。絵画や彫刻などの視覚芸術では、ジャンルと主題は強い相互関係を持つ。それならば精神世界、夢の世界も同じではないのか。夢の〝形〟と〝内容〟は深く関わり合っているのではないか。

第2章でみていくように、過去にも夢の科学的な認識をめざした人たちもいた。しかしとかく「夢には慈悲深い手で刻み込まれた、謎に包まれた意味がある」と思いたいのが人間の心理である（夢に限らず、神秘的な事柄に対してはすべてそうだが）。しかも、選ばれた特別な人だけがその意味を解釈できるというのである。それならばと、その要望にこたえるべく夢を解釈する専門家がおおぜい現れた。そして小さな声はかき消されてしまった。

入眠時の夢と熟睡時の夢

さて、そろそろ夢の分析に取り掛かろうと思う。まず誰からも異議の出ない単純明快な夢の定義を挙げてみよう。「睡眠中に生じる精神活動」でどうだろう？　だが「睡眠中の精神活動」といってもさまざまな種類がある。たとえば――

夢報告①　眠りにつくやいなや自分が揺れているのを感じた。昼間、釣りに出た海で船がゆらゆら揺れた、それと同じ動きだ。

夢報告②　もうすぐ始まる試験のことで頭がいっぱいだった。どんな問題が出るのだろう、そんなことばかり考えていてよく眠れなかった。何度も目が覚めて、そのたびに試験のことが浮かんできた。

夢報告③　険しい山の頂上、私はそこにちょこんと座って休んでいる。周囲の空間が左に傾いている。登山者の一行が山道を右方向へと進んでいる。と、いつの間にか自転車に乗った私がその一行の間を通り抜けていった。自転車はずっと草の上を走っている。いや、よくみるとただの草ではない。ごつごつとした岩や石の間を縫って続いているのは、手入れの行き届いた芝生だ。

先に述べた大まかな定義に従えば、たしかに、これらは三つとも「夢」の報告である。ただし単に「夢」といっても、その性質は異なる。夢はそれをみているときの〝眠りの種類〟によって、それぞれ特有の性質を持つ。

報告①で述べられているのは内部感覚——海から船へ、船から人へと伝わったリズミカルな動きの感覚だ。この報告は寝入りばな（入眠時）にみる夢の典型ともいえ、とくに日中スキーをしたり、船に乗ったり、ロバート・フロスト（訳注：アメリカ・一八七四〜一九六三年）の詩『After Apple Picking』にもあるようにリンゴもぎをしたり、そういった非日常的な動きを体験した夜に現れやすい。

報告者は、昼間、船に乗っていた。そして船を降りるとすぐに消えてしまった〝船の揺れる感覚〟が、その夜、眠りについたとたんに再び現れた。つまり、船に乗っていたときそのままの身体の経験がよみがえったのである。

この〝刺激によって誘発される夢〟に関しては、本書の後半（174ページ）で、運動の学習と記憶をテーマにした箇所でもっと詳しく述べることにし、ここでは入眠時の夢が比較的シンプルで短いことだけを強調するにとどめる。

すなわち、報告③と同じように幻覚は認められるものの、時間的に短く、内容的には希薄で広がりに欠ける。さらに、夢をみている本人以外の誰かが（あるいは何かが）出てくることは稀《まれ》で、情動的な要素も乏しい。入眠時の夢でも、もっと変化に富んだものもあるが、とにかく短く、通常、報告③のようなストーリー性はみられない。

報告②は、見る、聞くといった知覚要素や幻覚などは含まれておらず、考えているだけの夢だが、強い情動を伴っている。報告者は試験がうまくいくかどうか強い不安を抱いており、この不安が、目覚めているときもさることながら、眠っているときにも強迫的な思考を引き起こしていると考えられる。報告からは、うまく適応しようといった内容ではなく、思考の空回り状態がうかがえる。

「考え事をしていた」というような報告は、睡眠の初期段階で起こされた人からよく聞く。睡眠実験室であれば、こういう報告に伴って、ノンレム睡眠あるいは徐波睡眠《じょは》（訳注：ノンレム睡眠のうち、比較的大きくゆったりした脳波が現れるⅢ、Ⅳ段階の睡眠相：66ページ図2参照）に特徴的な、脳の活動水準の低い状態であることを確認できる（詳しくは第3章で述べる）。ノンレム睡眠といっても、睡眠後半では脳の活動水準はレム睡眠に近く、そのときの精神活動には報告③にみられる特徴もかなり含まれている。

この報告②は、強い情動を伴っている分、夢の定義をより厳格に満たしているともいえる。報告③は典型的なレム睡眠期の夢だ。鮮明、複雑で奇妙、印象的な夢であり、幻覚や妄想がみられる。それにとにかく長い。報告③は一部分だけを引用したものだが、すべて記述した報告①および②と比較すると、八～一〇倍の長さになる。

報告③の続きでは、場面が山の頂上から次々と変わっていった。マサチューセッツ州のマーサズ・ヴィンヤード島（私は依然自転車に乗っている！）、ショッピングセンター、レストラン、さらにダンスをしている場面、大学の同僚たちとの会合場面へと続く。夢の典型的な特徴を備えた〝夢らしい夢〟といえるだろう。たとえば、ある同僚の夫人の髪は実際にはブルネットなのに、夢の中ではブロンドだった。

このように、夢では人物像が不安定だ。また動きの感覚も場面が変わっても途切れることはない。実質的に体重がゼロとなってゴルフ場のフェアウェーを滑るように進んだときは、じつに爽快だった。ダンスの場面では、バルト人のグループが刺繡を施した農民衣装をまとって、にぎやかなバンドにあわせて床を踏み鳴らしていた（ドラムの音がはっきりと耳に残っている）。
報告③は、報告①、②とは比較にならない中身の濃さがあり、睡眠中の〝精神的な体験〟が十分に伝わってくる。そこには次のような特徴があげられる。
特徴① 脳内で発生する鮮やかで多様な知覚、すなわち幻覚が現れる。特に感覚・運動性幻覚（自転車に乗っている）、聴覚性幻覚（ドラムの音）、反重力性幻覚（重さを感じない）が現れている。
特徴② 物理的に不可能なこと（ゴルフ場のフェアウェーを滑るように進んでいった）や到底ありそうにないこと（山頂で自転車に乗っている）なのに、実際に起こっていると信じこんでいる。
特徴③ 不連続（少なくとも六つの場面が登場）だったり、登場人物に矛盾（ブルネットなのにブロンド）があったりなど、突飛で奇妙である。
特徴④ 情動要素が鮮明で多様（恐れ、高揚、熱狂的気分）である。
特徴⑤ 非論理的（山頂をぐるっと自転車で一周したが、その間ずっと岩や石を踏むこともなく草の上を走っていた）である。
これら三つの報告のように、大きく性質を異にする夢は、それぞれどのように発生するのか？さらに、それはどんな意味を持つのか？
報告①、②の場合は、睡眠中に脳が活性化すると考えれば容易に理解できる。活性化によって反映されているのは、船に乗ったという〝昼間の体験〟であり、試験という〝これから起きることへの不安〟である。いずれも入眠時あるいは睡眠初期といった、まだ脳の活動水準が十分に低下していない状態で、目覚めているときの体験のごく一部が忠実に再現されたということだ。

しかし報告③を理解するには、このような説明では不十分である。この夢の中で起こっているのは、目覚めているときに起こったことではない、いや起こるはずもない事柄ばかりだ。幻覚性のイメージやそれに伴った動きなどに関しては、レム睡眠時の脳の活性化がかなり強力であることと、活性化される部位が選択的である、ということで説明がつく。だが、なぜこんなに奇妙で、非論理的なのかの説明にはなっていない。

もしもレム睡眠時の脳の活性化が全脳的なものであれば、認知機能や〝いつ・どこ・誰〟といった見当識も高まるはずだ。これらの機能が低下（というより機能の様式の変化といったほうが適切だろう）したのは、何か他の要因のせいに違いない。

この変化には、レム睡眠時に選択的に不活性化される部位があるということと、脳内化学の仕組みとが大きく関与している。これについては第4章と第5章で詳しくみていく。

要するに、夢をみている最中には（目覚めているときと比較して）、高まる精神機能もあれば低下する精神機能もあるということだ。ずいぶん簡単に聞こえるだろうが、とんでもない！　まったくもって複雑極まりないことなのである。

夢のデータの収集方法

ここまでに引用した夢の報告は、すべて私のものだ。自宅や旅先で夢の内容を書き綴った〝夢日記〟はいまや一一六冊を数え、二五年間、三〇〇を超える夢が収められている。

自分の夢記録のメリットは、何といっても手軽にお金もかけず、しかも数多く手に入れられるところにある。そのうえ少なくとも私にとってはウソのない記録だ。

引用した夢はどれも記録後初めて見返すものばかりだが、この章で強調してきた〝形〟という観点からみれば、驚くほど共通の特徴を備えている。

もっとも、夢の科学に真の説得力を持たせるためには、私個人の夢記録に頼っていてはだめだ。他の多くの夢にも通用すること、自説に都合のいいように夢を作り上げたのではないことを証明するために、いろいろな人たちからさまざまな状況下の夢を集める必要がある。実際、これまでもさまざまなデータを分析することでいくつかの結論を得てきたわけだが、そういったデータは主に以下にあげる三種類の報告から集めた。

①　さまざまな人の夢日記

これまでに出会った最高の夢日記は、私が『機関士の夢日記（The Dream Journal of the Engine Man)』と名づけた鉄道マニアの男性による報告だ。この夢日記のよいところは、一九三九年の夏に記された記録だから（私は当時六歳）、私の説は何の影響も与えていないことだ。また細部にわたって詳しく書かれ、夢解釈は加えられていない点も気に入っている。簡単だが表現に富んだイラストもところどころにみられる。

私と同じくこの記録者も男性なので、性差も考慮するために、女性の同僚や学生からも夢日記に準じた報告を集めてきた。

何度も強調するようだが、どの夢もすべて〝形〟の面で目覚めているときの意識と比較して共通の違いをみせていた。

② 睡眠実験室の報告

シンシナティ大学のクレーマーとニューヨーク市立大学のアントロバス、そして私たち睡眠実験室チームは、これまでに共同で一〇〇〇を超える夢の報告を集めてきた。実験室で眠ってもらっている被験者を起こし、直前にみていた夢を報告してもらうのだ。

しかしこの方法では、少なくとも二つの点で、報告に影響を及ぼすことがわかっている。

一つは、睡眠実験室で眠るという状況が、思考・感情・知覚に何らかの影響を与えるということ。ただし、幻覚、思い込み、奇妙であるなどの夢の中での特徴には影響がない。

もう一つは、夢の内容が通常より多く思い出され、それもあまり複雑でなく、さらっとした内容が多く、特に人為的に起こされた後では情動的に快い報告が多いこと。これは、心地よい夢をみていると自然には目覚めにくく、不快な夢では自然に目が覚めやすい、そして目覚めたことによってさらに不快な感情に傾くということであろう。

睡眠実験室の不利な点は、多額の費用がかかることと、被験者の大部分が若い人であるということである。実験室が大学にある場合は、そこの学生が集まってきやすい。とにかくお金がかかるので、被験者あたりの報告数も限られることになる。

これに対して『機関士の夢日記』は二五六、私の夢日記は三〇〇あまりである。さすがにこれにかなう被験者には、いまだお目にかかったことがない。

③ 簡易睡眠モニターを利用した自宅からの報告

夢の世界と科学の世界をうまく結びつけるために、私たちは「ナイトキャップ」というちょっとした新兵器を開発した。家庭で装着可能な睡眠モニター装置だ（図1）。被験者にこの装置を装着して眠ってもらい、みた夢を報告してもらうのである。

これによって、その夢の最中あるいは前後の生理学的睡眠状態を知ることができる。またこの方法によって、家庭で自然に目が覚めたときの夢と、睡眠実験室で実験的に起こされたときの夢とを比較検討することができる。一人の被験者からたくさんのデータを手に入れることができるし、何よりも、より自然な睡眠環境での夢報告が得られるという利点がある。

ナイトキャップを利用することで、これまでにやりたいと思いながらやれなかった二つのことができるようになった。

一つは、夢の報告を入眠時、レム睡眠、ノンレム睡眠という三つの睡眠相に分けられ、しかも

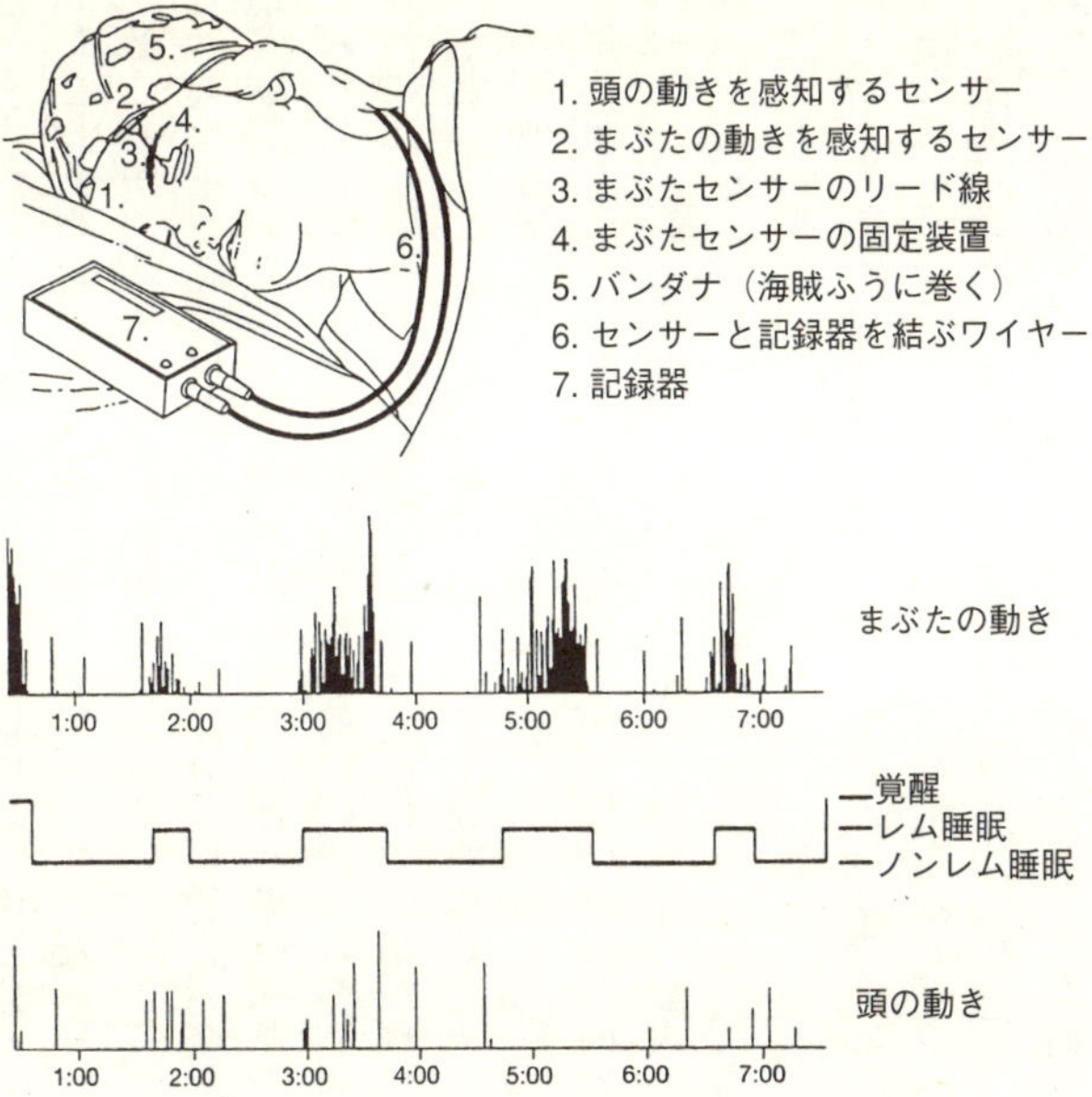

図1　ナイトキャップ型モニターとその記録

多数集めること。もう一つは、夢報告をしてもらうのと同じ被験者に、昼間目覚めているときポケットベルが鳴るたびにそのときの意識状態を記録してもらうというものである。

このように、同じ被験者が夢と目覚めているときの意識の両方を報告してくれることの意義はきわめて大きい。報告してくれた夢を昼間の意識にまで延長して理解したり、両方の報告から定量的データを得て比較検討することもできるのである。

第1章をまとめると次のようになる。

心を科学的に考察するために

は、まず意識の両極ともいえる、目覚めているときと夢をみているときの状態を説明したり、定義したり、測定したりすることが必要ではないだろうか。

ところが、こうしたことが重要だと考えられるようになったのは、ごく最近になってからである。芸術家や詩人にとっては、それは何ら目新しい発想ではなく、はるか以前から両者の違いに旺盛な関心を示してきた。だが科学者にとっては、なかなかそういうわけにはいかなかった。何しろ意識のような主観的体験を科学的に研究する客観的な手段などなかったし、そんな研究は実証性に乏しいやっかいなことだと考えられていたからだ。

かといって、人間の意識に迫るのに主観的体験をデータにしなければ、他にどのようなアプローチがあるだろう。

解決策の一つとしてあげられるのが前述の夢の〝内容〟より〝形〟に目を向けることだ。一人一人異なる心の〝内容〟に目を向け、その膨大な違いを処理するのは、ほとんど不可能に近い。だが目覚めているときと夢をみているときの重要な違いは、〝形〟を分析することでその多くをとらえることができるのだ。そういった〝形〟の分析をもとに、〝内容〟分析のほうも、もっと実のある方向を目指すことができるはずである。

そしてもう一つが、ナイトキャップの活用などテクニック面だ。脳と精神的体験との相互関係(ある精神的体験をしているときの脳はそれに相当する状態にある)を見極めるパラメーターをみつけるためには、睡眠実験室の内外にさまざまな研究法がある。

コラム1　誰でも夢をみるのか？

睡眠実験室で被験者となるすべての人に、睡眠中、脳の活性化に伴う急速眼球運動（レム：68ページ参照）が観察される。レムが激しいときに被験者を起こすと、九五パーセントの人が夢をみていたと報告する。

このデータをもとに考えれば、実質的にすべての人が眠っている間に夢をみるといって差し支えない。夢をほとんど、あるいはまったく思い出せないという人も多いが、それはたいていの場合、夢は思い出すのがむずかしいことと関係する。夢は、その途中で起こされなかったら思い出すことはめったにない。

これは、睡眠中に脳が活性化されても、記憶が形成できない仕組みが働いているからである。眠っている間に脳が活性化されると、近時記憶に不可欠な脳内化学システムが、その活動をすっかり停止してしまう。夢をみているときに自然に目が覚めるか、あるいは起こされることによってこのシステムを復活させない限り、思い出すのはむずかしいというわけである。

第2章 『夢判断』から科学へ

前章でも述べたが、夢を研究するのに〝形〟からアプローチした賢い先人たちも少数ながらいた。だが、ほとんどの夢学者が目を向けていたのは〝内容〟のほうだった。

これらの夢学者は、夢の不可解さに深い神秘感を抱き「夢は何かの暗示であり、変形されたその真の姿を読み解く一連の規則性（アルゴリズム）が存在する」と推測した。夢に出てくるさまざまな事象は何かの象徴、隠喩《いんゆ》、あるいは感覚が形を変えて現れるのだとして、そのアルゴリズムを当てはめることで、夢の隠された意味を解くこと（夢解釈）ができると考えたのである。

たとえば古代ギリシャ人による病の診断、紀元二世紀のギリシャの夢学者アルテミドロスの運勢占い、聖書に出てくるような宗教的預言、あるいはフロイトの初期の〝科学的研究〟の中にみられる「直観的認識」などはいずれも、夢解釈を目的に、夢の内容が分析された例である。

そしてかの高名なフロイト（一八五六〜一九三九年）は、時代的にも精神構造の面でも、私たちに近い存在であるにもかかわらず、その夢理論は、脳科学を背景にした現代のそれとは大きく異なる。

——というわけで、この章では、フロイトが『科学的心理学のための試み』や『夢判断（The Interpretation of Dreams)』（一九〇〇年）で展開したような、精神分析学的モデルに焦点を合わせて話を進めていこう。

もともとフロイトは、確固とした脳科学の上に自分の心理学を発展させたかったのである。しかし彼は一〇〇年早く生まれすぎた。そのため、すべての前近代的な夢理論の表現法がそうであるように、思弁的な哲学に頼らざるをえなかったのである。〝内容〟を分析するフロイトの夢理論と、現代夢理論（活性化‐合成仮説：73ページ参照）の比較を次ページの表1に示す。

その昔、夢の内容を分析していた人たちにとって、夢というのはそのままを素直に受け取るものではなかった。病んだ体が読み出す歪んだ情報であったり（ギリシャの夢診断）、神——アルテミドロスのいう異教の神々であれ、旧・新約聖書の神々であれ——からの未来についての暗号化されたメッセージであったりした。フロイトの場合は〝歪曲されたメッセージ〟という考え方を取り、特殊な心理学的技法によってのみ、その本当の意味を本人（患者）に教示できるとして、まるで高僧のような役を演じたのである。

こういったやり方は、どれも（精神分析も含め）実質的には宗教と変わりない。〝メッセージ〟を

夢の現象	フロイトの夢理論	活性化―合成仮説
誘因	抑圧された無意識の願望	睡眠中の脳の活性化
視覚表象	感覚レベルへ退行	高次視覚中枢の活性化
間違った思い込み・錯覚	一次思考過程	前頭前野背外側部の不活性化による作業記憶の機能低下
奇怪さ	願望の変形	過剰な連想
情動	エゴ（自我）の二次的防衛反応	辺縁系が主要に活性化
忘れやすい	抑圧	器質性記憶喪失
夢の意味	きわめて不明瞭	明快、顕著
解釈	必要	不要

表1　夢現象の説明

解釈できる特別な人がいて、その人を介してのみ、隠された指示が理解できるのだという。そして、自分には理解できないこの隠された指示を、その特別な力を信じれば与えてもらえるのだという。

このような考え方が出てきた背景には、まず究極の摂理である神（あるいは神々）という存在があって、この世界およびそこに住む人間は、その神の偉大な力によって創造され、生かされ、見守られているのだという一般通念があった。

フロイト自身は自他共に認める無神論者だったが（実際、宗教に対して嫌悪ともいえる反応をみせた）、その夢解釈は、意識と常に競争関係にあるとされた力動的な無意識の概念を柱に、結局はこの〝目にみえない摂理〟説によったといえる。夢の中で意識と無意識は激しく争い、それに圧倒されまいと、〝心〟は強い防衛機構を働かせざるをえないのだ、と。

より深いレベルでみれば、夢内容を分析する仕組みはすべて基本的に二元論であることがわかる——身体と精神、イド（訳注：無意識中に潜む本能的な衝動の源泉）とエゴ（訳注：イドを現実や良心に従わせて自己実現をはたそうとする精神）、脳と心。

一方、物理世界こそが実在する唯一の世界である、ゆえに脳と心は切り離して考えることはできない。さらには、夢は睡眠中におけるある種の脳の状態が生み出す独特の意識状態である、という一元論的な見方もできよう。そういう信念のもとに、夢の〝内容〟から〝形〟へのパラダイムシフトは起きてきたのである。

公平を期すためにいっておくが、フロイトの頭にも、これくらいのことは知識として入っていた。あるいは、私たちと同じくらい強くそう信じていた。ただ、夢を解釈するという伝統は抗しがたく彼をひきつけたようである。脳のことなどほとんどわかっていなかった当時ではなおさらだ。

それにしても、なぜあれほどたくさんの夢学者がいながら、〝形〟の面の重要性に気づかなかったのだろうか？

たとえば、レオナルド・ダ・ビンチが、

「目覚めているときよりも、夢をみているときのほうがはっきり物がみえるのはどうしてだろう？」

という疑問を抱いたとき、彼ほどの天才だったら、たとえ推察ではあっても、「それは、脳の中の視覚イメージを合成するシステムが、睡眠中に選択的に活性化されるから」くらいの、自然主義者らしい答えを期待できないだろうか。

たとえばシェイクスピアは『夏の夜の夢』の中で職人のボトムに、

「まったくもってわけのわからないおかしな夢をみたよ」

といわせた。これに対して、

「それはだね、脳の記憶のメカニズムが眠っている間はひどく混乱しているからだよ。起きているときならそれこそ頭がおかしくなったんじゃないかと思うような体験も、眠っているときには否応なく体験してしまうのさ」

という仮説で舞台を展開させていたら、どうだろう。

夢をみているときの脳の状態は、ある種の精神障害とじつによく似ている。視覚性の幻覚が現れる（知覚障害）、〝いつ・どこ・誰〟などの見当識が危うくなる、ほんの少し前の記憶が失われる（認知障害）。このように夢と精神障害とが似ていることは、脳がどのように夢を形成するのかという疑問に貴重な手がかりを与えてくれるだろう。

フロイトやユング（一八七五〜一九六一年）も含め、医者であれば、このような症状の組み合わせから、もっとも夢をみているときに近い精神状態として、せん妄のような意識障害にピンときてもよかったはずだ。

せん妄というのは、中毒（アルコールや薬物）や酸素欠乏症（循環障害によって脳への酸素の供給がうまくいかなくなるなど）や脳外傷などによって、急性の脳機能障害が起きたときにみられる精神状態で、外界からの刺激に対する反応は失われているが、内面における錯覚、妄想があり、興奮や不穏状態に陥ってうわごとをいったりする。

「夢をみている人を起こせば、そこに狂気をみるだろう」とユングはいった。なかなか鋭いが十分ではない。「狂気」というが、それはどのような精神障害なのか？　それがせん妄状態であることに気づいていれば、もう一歩踏み込んだ考察ができていたに違いない。

精神状態にそれほどの大きな変化があれば、その根底にある脳の機能にも重大な変化が起きているはずなのである。これについては第7章で再び取り上げよう。

精神状態が変化すると、精神活動のすべての面に変化が生じるが、そのような幅広い変化をもたらすいちばん簡単な方法は、脳の状態を広範に変化させることだ。

精神状態の臨床的評価は、常に神経医学と精神医学を統合した「精神状態評価」という手法で行われてきた。「器質性の脳疾患によって混乱をきたしている」とみられる心的機能を、総合的に検査する方法である（訳注：器質性とは、この場合、脳に障害があるということ）。

以下に精神状態評価の中からいくつかの項目を抜粋する。これによって〝意識〟というかなり一般科学的なテーマに、夢という限定的な科学がどれだけ広範囲に関わっているかを感じてもらいたい。

・意識——清明か、混濁しているか？
・注意——集中できるか、散漫か？
・知性——鋭敏に機能しているか、鈍いか？
・感情——安定しているか、不安定あるいは抑制がきかないか？
・記憶——健全か、低下しているか？
・抽象観念——象徴的か、具象的か？

わずかこれだけの項目を目にしただけで、改めて私たちの迂闊《うかつ》さに気づかされる。これまでなぜ夢を精神状態という概念でとらえられなかったのか。ひいては、夢の研究にも精神状態評価のようなアプローチを導入できなかったのか。

——というわけで、夢日記からもう一つ。〝広範に変化した精神状態としての夢〟を考えてみていただきたい。

夢日記②　一九八一年九月三日　赤い車

出発しようと集まっている人たちがいる。私はその一団の取りまとめ役だ。メンバーの一人が丘のふもとの池近くにいるのに気づいた。そこで丘の上の集合場所に上っていくように急《せ》き立てた。

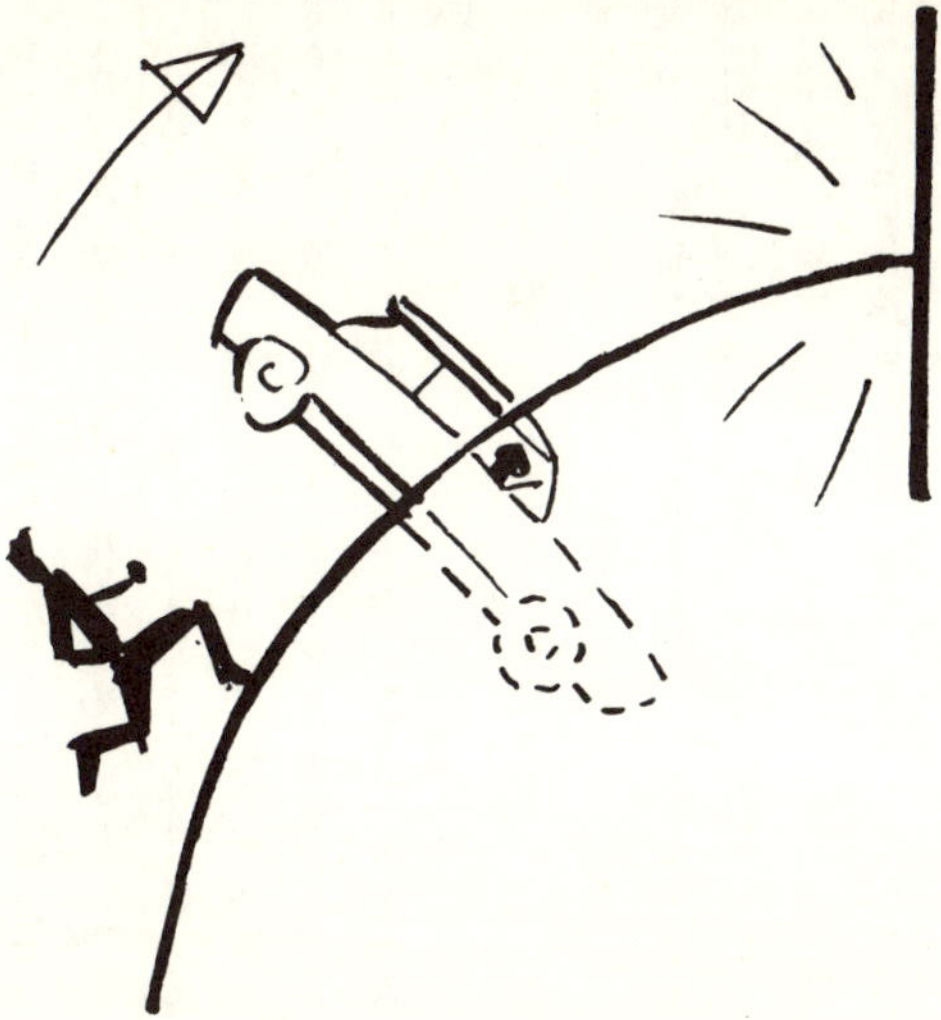

いつの間にかこの男性は赤い車に乗っていて、私の横を走っていく。おかしなことに、運転しているその人も含め、車体の前部が地面にもぐった格好で走っている。それなのに車の走りは滑らかだし、地面も壊れていない。
　車は丘の頂上に向かっているわれわれ一団を追い越し、私はなぜか遅れをとるまいと必死になる。次に、車は左から右へ横切って（相変わらず車体の前部は地面にもぐったまま）、壁に突っ込んでしまった。男性はその衝突で頭にけがをしたのではないかと気にかかった。
　ここでいきなり場面が変わる。
　私はロッカー・ルームにいる。けがをしている息子のイアンのほうへ近づいていくと、イアンの両足は切断されていて、膝から下がないように見えた。恐ろしさに血の気が引くのを感じた。だがもっと近寄ってみると、切断面に見えたのは、血にべっとり覆われた膝の皿だった（非常に鮮やかな血の色、あの車と同じような真っ赤な色だ。息子は泣いているのではなく笑っていた）。へたへたと崩れるような安堵感、そして目が覚めた。

夢の中で私の意識は澄みきっていた。実際、超現実的ともいえる鮮烈さですべてがみえたし感じられた。レオナルド・ダ・ビンチも同じようなことを述べていたし（37ページ参照）、シュールレアリストの詩人ブルトン（フランス・一八九六〜一九六六年）なら、この話に目を輝かせていただろう。

半分地面に埋まった車が上り坂を走っていき、それについて行こうと私は懸命になる。そして、車は衝突してしまう。強烈な知覚が（幻覚である）私をしっかりと引きつけ、恐怖と興味が入り交じった気持ちでその光景を眺めていた。場面がロッカー・ルームへと変わってもその恐怖の感情は消えていない。そして息子が大丈夫だとわかるやいなや、その恐怖から解放される。

日記の中では言及していないが、私の認知機能はあきらかにうまく機能していないし、思考も論理的とは程遠い。いやはや、車が半分土の中に埋もれたまま走っていくとは。しかも地面に亀裂ひとつ生じていない。まさしく「見ることは信じること（Seeing is believing.）」で何の疑問も感じていないのである。

夢が奇妙で非論理的なのは、このように〝いつ・どこ・誰〟などの見当識を欠いているからである。また思考についてはどうかというと、夢をみているときの思考の働きは抑制されていて、たとえ働いているにしてもかなり鈍いことがわかっている。

私のこの夢には、他にもある出来事に関連した記憶、それも強い情動を伴った記憶が顔をのぞかせている。息子のイアンは以前、自動車事故で片足が危ぶまれるほどの重傷を負ったことがある。幸いにも切断には至らずにすんだ。そんなわけで、赤い車の衝突に関連して息子の事故の記憶が引き出されたとしても不思議はない（連想記憶）。しかし（この〝しかし〟は強調したい）、夢でイアンをみたのは病室や病院のような場所ではなかったし（実際の事故では入院した）、けがも実際は両足ではなく片方だけだった。

このように体験したこととの記憶（心理学用語ではエピソード記憶という）と夢のシナリオとの間の食い違いはよくあることなので、これについて少し触れておこう。

〝エピソード記憶〟とは、特定の場所や時間に起こった出来事や個人的な体験にまつわる記憶のことである（たとえば「先週末、ボストンへ行った」）。これに対し、特別な時間や場所と関連のない一般的な事実の記憶を〝意味記憶〟という（「ボストンはマサチューセッツ州の州都である」など）。さらに、技能習得に関わる〝手続き記憶〟というのもある（ボストンへは車で行ったが、そのための運転技能が手続き記憶である）。

エピソード記憶は、夢のストーリー展開の上で役立つ断片は提供してくれるものの、目覚めているときなら難無く覚えているような細部までは提供してくれない。これはどういうことなのだろうか?

ここはおろそかにできない部分である。夢に対して記憶がどのように働いているかは、何にもまして重要な問題だからだ。本当に、エピソード記憶は夢のストーリー構成に一役買っているのか? そうだとしたら、それは、どのような制約のもとでどの程度関与しているのか?

そして夢を科学的に分析することによって、無意識が記憶形成にどのような役を演じているかが理解できるようになってくるだろう。ただし無意識の役割といっても、夢の内容分析を専門とする人たちが考えている「抑圧された欲望」などというような意味ではない。

ところで、脳の状態＝精神状態という観点に立っているのが夢の〝形〟説だが、これを支えてきた陰のヒーローたちの中で、ハートリー(イギリス・一七〇五〜五七年)はひときわ大きな存在である。浪漫派の大物ハートリーは、イギリスの観念連合説の提唱者としても知られている。観念連合というのは要するに、記憶の結びつき、すなわち連想のことだ。

この説によると、記憶というのは類似した事・物、人、考えなどに基づいて整理され、内容的にもカテゴリーごとにまとめられている。

〝赤い車〟の夢はこのよい例である。夢の中の車の衝突は、息子の事故からの連想だろう。第1章で出てきたリチャード・ニューランドの夢もそうだ(夢日記①:15ページ参照)。ペンキのスプレーはブドウのツルのサルファ剤散布からの連想と思われる。目的は違っても「広範な

第2章 『夢判断』から科学へ

表面を液体で覆うには、液体を微粒子にして、加圧した噴霧器で散布する」という処理工程は同類というわけだ。

フロイトの夢理論の二つの欠陥

断片的なエピソード記憶が夢の"材料"となることは、当然、フロイトの頭にあった。目覚めているときの日常体験が夢に現れる現象を、彼は「day residue（昼間の体験の残留）」といい、それを夢の促進剤とよんだ。だがその後、記憶の研究が進むにつれ、この考え方も多少危うくなってきた。

ニールセンの研究では、実際に経験した事が夢に出てくるにしても、その日の出来事がその夜の夢に現れる確率は低いというデータが出ている（一日、二日と経つうちにだんだん高くなり、六日めがピーク）。他にもフランスの神経生理学者ジュヴェが自分の夢で調べたところ、ピークは七日めだった。

ジュヴェの研究で特筆すべきは、旅行をしても、そのときの経験が数日後の夢に出てきたことはいっさいなかったという点である。"情動の突出性"や"最近の体験"を強調する説にとっては予想外のデータだ。

フロイトの業績は、科学的に致命的ともいえる二つの欠陥の上に成立している。それは彼の見事な雄弁さをもってしても補い難い。

一つは、脳科学的裏づけをまったく伴っていないこと。これについてはフロイト自身、それが不可欠であり、いつかは見直しが必要だということは承知していたと思う。しかし、何しろ彼は一世紀前の人であり、脳科学の裏づけのないことは責められない。彼のやりたかったことが一〇〇年早かったというしかない。

しかしもう一つのほうは言い訳はできない。フロイトはもともと生物科学の研究者となるべく学んできた人である。それなのに、自説の根拠となるデータがなぜあれほどに不十分なのか。なぜ彼の焦点の合わせ方はあんなにも限られているのか。およそ自然観察者らしからぬ迂闊さだ。これは、彼に対して何の偏見や先入観がなくとも、当然、浮かんでくる疑問である。

研究データに関していえば、フロイトが自分以外の人から夢報告を集めた形跡は見当たらない。自分の夢報告にしてもじつにわずかな数で、七〇〇ページに及ぶ『夢判断』には四〇ほどの夢の記録しか引用されていない。しかも断片的で、各々の語数は一〇〇にも満たず、これは現代の研究用夢報告の数分の一程度にすぎない。

都合のよい部分だけを拡大解釈して、それら断片的なデータを部分としてではなく総体として処理するという、フロイトがよく用いた作為的ともいえるテクニックは、現在もそうだが、一八九〇年代にもさほどむずかしいことではなかったようだ。

フロイトが学識の深い人であったことは、一九〇〇年以前の科学文献を開いて、それに対する彼の詳細な論考を調べてみれば、疑いようのない事実である。しかしながら他人の仕事に対する彼の論評は、バランスや冷静さを欠いた排他的なものであった。

たしかに、フロイトが鼻であしらった考え方や学説の中には、その程度のものも少なくなかった。だが、彼自身が脳の重要性を知りながら、ヴント（訳注：現代心理学の基礎を築いたドイツの心理学者・一八三二〜一九二〇年）のような知の巨匠に対してとった態度は、横柄、尊大以外のなにものでもない。

ヴントは当時すでに、夢をみている脳では、視覚などある種の機能は選択的に活動が高まり、一方、記憶や思考などの機能は選択的に活動が低下することを推察した人である。

フロイトにとっては「夢の中で記憶は特別な理由もなく結びついているだけで、その内容に深い意味はない」などという考え方は、許しがたい異端の説だったに違いない。「夢が奇妙なのは、いくつかの内容がゆるやかに結びついた、ちょうど意識が混濁したときのような状態を反映しているから」とするヴントの説も同じことで、絶対に受け入れるわけにはいかなかったのである。

加えてフロイトは、重要な手がかりを残してくれた二人の偉大な先人たちの説にも目を向けていない。

前述のハートリーがその一人だ。彼は、夢が奇妙なのは「連想があまりに次から次へと引き出されるからだ」と考えた。さらにハートリーによれば、連想というのは本質的にどんどん強固になっていく傾向があり（強迫的）、夢はその結びつきをゆるめる役を果たしているのだという（これはおそらく正しい）。ハートリーは「どんどん強固になった状態、それはまさしく狂気である」ともいっている。

フロイトが夢の解釈に飛びつく前に夢報告をじっくり検討していれば、夢が連想に続く連想のいわば〝過連想〟とでもいうべき状態にあることに、間違いなく気づいたはずである。

もう一人の偉大な先人は、ドイツの生理学者にして物理学者、ヴントの師でもあるヘルムホルツ（一八二一〜九四年）だ。この人は、当時の大きな流れであった反生気論（訳注：生気論とは、生命の本質は物理・化学的にはとらえられない何か、すなわち生気であるとする考え方）のパイオニア的存在で、フロイトの師であるマラーも、これに刺激され研究を進めた。そもそもフロイト理論（精神力動論）自体が、この反生気論に立脚しているのである。

ヘルムホルツは大作『生理光学全書』の中で、夢について（具体的には運動性の幻覚について）以下のように考察している。

夢の中では、歩いたり走ったりといった自分自身が動いている感覚を持つが、ヘルムホルツはこれが夢の主要な特徴であることに注目していた。つまり「夢をみている脳は、動くという行為をシミュレートできる」という点を認識していたのである。今日いわれている〝感覚・運動性の幻覚〟とはまさしくこの認識に他ならない。

さらにこのことからヘルムホルツは、「目覚めているときの運動コントロールは、行為があらかじめ頭の中ではっきりイメージされたうえで実行されるに違いない」と考えた。具体的には、実際の動きとして出て行く前に、あらかじめその運動イメージが神経系によって形成され、そういうイメージが作られて初めて、私たちは効果的な動きが可能なのだとしている。

この原理は、運動生理学の分野では「運動指令の遠心性コピー」というりっぱな名前までついている。

現実にはとても考えられないような動きも、夢の中ではいとも簡単にできてしまう（私が重力におかまいなく滑走したり飛んだりした夢を思い起こしてほしい）。これは、睡眠中に運動イメージが形成され、〝動いていると感じる運動〟パターンが、閉鎖ループというか自己充足的に活性化されることによる。

このことは、無論、こういった運動パターンの発生装置にあたるものがあって、それが活性化されることを意味する。そして、近年、これを証明するような多くの知見が得られている。

——このように、貴重な手がかりとなる理論はあったものの、たとえば〝飛ぶ夢〟についてフロイトが考え出したことといえば「置き換えられた性的欲求を象徴している」という説であった。彼の謎解きは、よく知られているように「無意識の願望（イド）が眠りで弱まったエゴの検閲を通過する際に変形される」という考え方が基調になっている。

フロイトによれば、性的願望は、無意識に留めておくものとされている。だが、性的衝動を自由に表現してしまういまの時代にはどうなるだろう。夢の中で飛ぶイメージに変形されずにそのまま出てきたら、無意識の欲望が意識化されたということで目が覚めてしまうのだろうか。

フロイトは自分の性的な夢についてはまったく言及していない。みたことがないのか、いやいや覚えていないのかもしれない。ふむ……。それにしても、彼の患者であれ研究に参加した人であれ、「フロイト先生、飛ぶ夢もみますが、性的な夢（オルガスムで終わるような）だってみますよ」といわなかったのだろうか。

以上の批判も、いまなお精神分析を熱心に擁護する多くの人たちからは、珍しくもない〝フロイトたたき〟と片付けられてしまうかもしれない。事実、私はフロイト説を崩したいと強く思っている。しかしそれは、あくまでも、夢のさまざまな現象に対してなされる心理学的な説明を一方的に受け入れてしまう危険性を、いまだに誰もが持っているからに他ならない。

そういった現象の背景にある生理的メカニズムを知ることで、まったく異なった心理的な意味がみえてくるのである。たとえば、夢の中でかなり風変わりな動き——性的なものも含めて——を経験すれば、それは生きていくうえで欠かせない〝運動プログラムの補正〟をしているとも考えられる。

また、自分にとって重要な情報が現れる〝情動の突出性〟の観点からも、夢はプログラム補正に一役買っているとみなすことができる。

息子の事故は、私の〝自転車の夢〟に大きな意味を持っているようだ。現に「もう自転車はダメだよ」とはっきりいわなかったばかりに、息子は事故後、運動機能がすっかり回復しないうちから自転車に乗って、再度ひどい事故を起こしてしまった。——というわけでイアンの自転車事故は、私の記憶に警告として深く刻み込まれたようだ。「また起きるかもしれないぞ！」。

「自由連想法」の限界

記憶の結びつきに何らかの〝意味〟があってはじめて連想が起きる。その〝意味〟は、それらの記憶のもともとの状況もさることながら、記憶が想起されるときの状況にも大きく左右される。

たとえば〝暗示〟だ。無神論者のフロイトが経験的な憶測で自らを頂点とする新興宗教を築いたとすれば、その行き着く先が、患者のみた夢の内容にお定まりの連想を暗示するという手法でも不思議ではない。もっともフロイト自身は、催眠、ひいては暗示に対して批判的であり、距離を置きたかったのではあるが。

ヒステリー患者を対象とした治療や研究では、ことさらこの手法がよく使われた。一八八五年、フロイトは留学先のパリのサルペトリエール病院で神経医のジャネやシャルコーが、催眠によって（とくに、当時、医学の授業が行われていた階段教室のような仰々しい状況で）ヒステリー患者にねらいどおりの症状を起こさせるのを目の当たりにした。フロイトはこの種の患者が催眠にかかりやすいことをよく知っていたのである。

ひるがえって考えれば、寝椅子に患者を仰向けに横たわらせて（睡眠導入期とよく似たリラックス状態を促す）、その背後の患者の視野の外に治療者が座る（個人的影響を除外する）ことによって、暗示を回避できるとしたフロイトの発想は、あまりに単純ではないだろうか。むしろ入眠期こそ、周りの状況や情報を大胆に取り込んで、夢に近い精神活動や手の込んだ空想状態を作り上げていくのにきわめて有効な状態なのである。さすがに一九一〇年頃になれば、どんな患者であれ（ヒステリー患者であろうとなかろうと）、自由連想法でフロイトが自分に何を期待し求めていたのかはわかっていたはずだ。そのことは患者の連想に影響しなかったといえるのだろうか？

フロイトが講じたこのような〝科学的〟な手法がどのような結果をもたらしたか、偽りの記憶現象（訳注：実際には体験していないことを体験したように思いこむ現象）が広く認識されるようになった現在、私たちには容易に想像がつく。同じ間違いを繰り返さないためには、私たちはフロイトより賢く、柔軟に発想しなければならない。

夢のストーリー（内容）ではなく、そこでの知覚や情動、すなわち夢の〝形〟に注目することを強調してきたが、この場合もそうだ。自己充足的な予言に陥らないためには、とにかく「夢の持つ心理的な意味に関してオープンであれ」といいたい。どこかで聞いたようなお定まりの解釈や回りくどい解釈を避ける。根底にある生理学をつねに視野に入れる。

夢の解釈については、第11章で私の考えをよりはっきりさせるつもりだが、何しろ夢についてはいまだにわかっていないことがたくさんある。しかしいまや、夢の〝形〟を理解することで〝内容〟が持つ意味の多くを説明できるようになった。本書のねらいは、それを示すことにある。

もちろん、説明のつかないものに関しては解答が出るのを待つしかない。とはいえ急速に進歩しているこの分野のこと、そんなに長くは待たなくてよいと思いたい。フロイトにとってはそれこそ夢でしかなかった〝真に洞察力のある心理学〟が実現できるのなら、待つだけの価値はあるはずだ。

脳と心の同型化と夢の科学

AとBの間に、ある条件を満たす一対一の対応（同型対応）を作ることができるとき、AとBは「同型である」という。脳の活動と精神活動の間にもこの定義を適用すれば、夢の〝形〟を一つみつけるごとに、それに対応する脳の〝形〟にも目を向けることができる。

わかりやすい例として、睡眠中に〝心〟が目覚めるのが夢だとすれば、それに対応する〝睡眠中における脳の目覚め〟のような現象が考えられる。次章でみていくように、これはすでに実証済みだ。脳は睡眠中に電気的に活性化されるのだが、そうなると心にもスイッチが入る。じつに自然で明快な仕組みである。

もう少し複雑な例のほうが、脳と心の同型化のいわんとしていることをわかってもらえるだろうか。たとえば、睡眠中の脳を探っていく過程で、もし記憶システムがうまく機能していないことの生理学的な証拠がみつかれば、それに対応して、

① **夢はなかなか思い出せない。**

② **夢をみているときの記憶の働きは変容する。**

といった予測をたてることができる。

①のほうは誰もが認めるところである。ただし、どの程度かという問いになるとはっきりわかっていない。

これに対し②の予測については、ほとんど手が付けられていないのが実情だ。たとえば夢をみている最中には、新たなエピソード記憶ができないだけでなく、すでにあるエピソード記憶を引き出すこともむずかしいと考えられているが、本当だろうか。また、そのことは夢の内容にも影響を及ぼすだろうか。

脳と心の同型化という概念を進めるうえで、留意しておきたい点が二つある。

一つは、同型化の概念が、脳から心を、あるいは心から脳を語るのに、いずれの側からも等しく効果的だということである。

もう一つは、この概念を当てはめるためには、脳と心のそれぞれで、ほどほどのレベルを選ぶ必要があるということだ。いうまでもなく、ごく初めのうちは、包括的かつ一般的なレベルのほ

うが、詳細で個人的なものより当てはめやすい。個々の違いというのは、いつもながら心理学の苦手とするところである。それに誤報告の可能性も無視できない。

脳の〝形〟と心の〝形〟を照らし合わせるこの作業は、自分の夢に運勢判断や夢占い的な解釈を望んでいる人にとっては味気ないかもしれないが、夢を科学的に考察するために避けてとおれないプロセスである。

ちなみに、これまで個人的な夢の解釈に関しては、気の遠くなるような煩雑で回りくどい精神分析的解釈が行われてきた。しかしこの〝同型化〟の概念を使えば、夢の背景にある〝情動の突出性〟に目を向け、もっと率直な解釈を試みることが可能になる。これについては後の章でさらに詳しく検討したい。

コラム2 夢は未来を予知できるのか?

太古の昔から多くの人が、夢は、これが持つ神秘性ゆえに、現世とは異なった世界からのメッセージだと信じ、そのメッセージを正しく解読することによって、未来が予知できると考えてきた。

これに科学的根拠はまったくない。逆に、これを否定する科学的なデータはいくらでもある。

いまや夢の神秘性の多くが、その〝形〟すなわち多くの夢に共通する知覚や情動の特性という点で説明できるようになった。

とはいえ、心の痛む出来事を抱えている人が、そのことを夢にみる割合が高いということは否定できない。たとえば、明日をも知れない病気の家族や友人がいて、その人のことが夢に出てくることがよくある。実際、ベッドに入って眠りにつくまでの間、何かを心に思い浮かべるだけで、その何かが夢の内容に影響を及ぼしうるのである。

これについては、私たちが行った明晰夢(198ページ参照)の実験によってたしかめられている。大切な人が生きるか死ぬかの状況にあるときに、その人の夢をみるのは何も不思議なことではないのだ。

さらに、その人の夢をみた後で心配になって電話をかけると、その人は亡くなったのだと告げられる。「ああ、夢が教えてくれたんだ!」と思うのも無理はない。しかし、それでもこれはメッセージではない。心にかかっていたという状況と、恐れていた現実がたまたま一致したにすぎないのである。

少し方向を変えて、未来を予知する、いわゆる予知夢について科学的に検討するとすれば、どのような方法があるだろうか。これについては、因果関係を検討するための疫学的な調査方法が考えられる。

研究対象となる集団を設定して、その集団の夢および日常生活に関して調査する。次に、その調査結果に基づいて、それらの夢と現実（日常生活）の出来事の間の関係性を客観的に判定するという方法である。

ただしこの方法には問題もある。予知夢のことを信じている人の中には、ややもすれば一つ二つの的中例だけをあげ、そうでなかった夢は黙っているというケースが少なくない点である。ともあれ、夢と未来予知との関係を科学的に調べるためには、まず夢と現実との間でどの程度の確率で偶然の一致が起こりうるかをはっきりさせる必要がある。それがはっきりしないうちは「夢は未来を予知できるか？」というこの疑問は、おおいに疑ってかかったほうがいい。

第3章 睡眠中の脳の活性化

眠りにつくと意識はまたたく間に薄れていく。だからこれまで、眠っている脳はスイッチが切れた状態、そして目覚めはスイッチが入った状態、と思われてきたのも無理はない。実際、一度も目を覚まさずに朝までぐっすり眠る人もいる。

もちろん、そういう人も常にというわけではない。人生の変わり目に、あるいはストレスから、一晩中、精神活動が続いているように感じる時期もあるだろう。しかしそれは、眠れない状態でのことかもしれない。

では、確実に眠っているときにみる夢はどうだろう。これほどに手のこんだ刺激的な精神活動が、スイッチの切れた状態の脳から生まれるだろうか。

この疑問に対しては、これまでにいろいろ誤った答えが出されてきた。夢はよく憶えていないのが普通だし、「こういう夢をみた」と思い出すにしても、それは目覚めてからのことである。そのためフロイトを含む多くの学者たちが、夢は目覚める直前にだけみるのだろうと考えた。

正しくは、目覚める直前にも夢をみるのである。またいまでは、夢の中で怒り、不安、恐怖などの強い感情で興奮すると、目覚めやすくなることもわかっている。これなども誤って、ほとんどの夢は不快な情動を伴うと解釈された。

他にも、外部からの刺激に反応して夢をみるという誤った説もあった。その刺激が脳を活性化するには十分だが、目覚めさせるほど強くない場合に夢をみると考えられたのである。たしかに、汽笛の音、家族の誰かが夜遅く帰宅したときの音、あるいは消化不良による不快感、そういった刺激が夢の内容に取り込まれることはある。しかし、取り込まれないことのほうが多いし、たとえそのような刺激が脳に入ってきたとしても、そのせいで夢をみるわけではない。

結局、ほとんどの夢は静かな眠りのもとで、脳の活性化という、本来、誰にも備わっているメカニズムが毎晩作動する結果起きていることがわかってきた。

「わかってきた」ということについて、一ついっておきたいことがある。

睡眠中に脳が活性化されるのがわかるまでに半世紀（一九〇〇〜五三年）かかったが、じつはこの発見が公然と受け入れられるまでに、さらに半世紀（一九五三〜二〇〇一年）かかった。そして神話が崩れ去ったいまもなお、夢の〝内容〟を分析することで手にしてきた大きな力を手放すまいと懸命な人たちが、少なからずいるのである。

静かに観察、しっかり記録

夢の科学がなかなか進歩しなかったのは、それに必要なテクノロジーが発達していなかったせいだと思われがちだが、そうではない。じつのところ脳の活性化の発見につながったのは、素朴な実験の積み重ねだった。

「睡眠に関する二〇世紀の主要発見のほとんどは、科学の世界でもっとも効果的な手法、すなわち自分の目でじっくり観察する直接観察という方法を使っていれば、もっと早くにできていたはずだ」と、ジュヴェもその著書『夢の城』(北浜邦夫訳)で述べている。

たしかに、直接観察法で赤ん坊や幼い子どもの眠りを観察していれば、夢の研究はもっと早く進んでいただろう。というのも、脳の活動を反映する睡眠中の急速眼球運動(68ページ参照)をもっともあからさまにみせてくれるのは乳幼児だからである。

もちろん夢の研究でも、直接観察法にいま一歩のところまで近づいた人もいた。けれども眠りや夢に科学的実験で迫ろうとした数少ないこの研究者たち(ほとんどはフランスの学者)が行ったのは、子どもたちの自然な眠りを素直にそのまま観察するという方法ではなかった。

この学者たちが行った実験は、被験者の眠りに干渉すること、具体的には夢を誘発することであった。眠っている被験者の鼻に香水の瓶を近づけ蓋《ふた》を開ける——その人はその匂いの夢をみるか？　答えは「イエス」だが、その確率はきわめて低い、というのがこの研究の結果である。残念ながら、眠りの観察から大発見へという具合にはいかなかった。

もし自然な眠りを素直に観察していれば、子どもの小さな顔や眼球が周期的に動いたり、こもったような声が小さな口からもれたりするのをみただろう。筋肉の弛緩、ペニスの勃起、脊椎反射の抑制、脈や呼吸などさまざまな自律神経系の活動の乱れなどに気づいたはずだ。これらは脳の活性化の現れである。

もっとも、一晩中起きていて被験者の眠りを観察するなど、誰もがやってみたい実験というわけではない。たとえ何かの発見の見通しがあっても、実行するとなると並々ならぬ意志と自らをコントロールする力が必要だ。

もしもフロイトの頭に「眠って夢をみているときには、行動上の変化が観察できる」という発想が多少なりとも浮かんでいれば、いかにも意志の強そうなこの人のことだから、こんな実験はたやすくやってのけたにちがいない。

「夜通し鋭い観察をする必要があるのなら、昼間に眠ればすむことじゃないか」。

フロイトならそう思っただろう。何もしないでただ観察することが重要なこの実験は、暗示を異常に嫌ったフロイトにはぴったり合っていたかもしれない。

じつはこの実験はもっと簡単にできるのである。恋人や配偶者などベッドを共にする人に被験者になってもらい、レム睡眠時の様子を観察するのだ。

できれば夏場の早朝、休日ならもっとよい。この時期なら、夜明けの明かりの中、閉じた（もしくは半開きの）まぶたの下で眼球がころころ動き回るのがみて取れるだろう。そのうち、まぶた自体も時々揺れたりぴくぴく動いたりする。こんなときにその人の肩をとんとんと軽くたたけば、それだけで目覚めるはずだ。そして夢をみていたかどうかたずねればよい。

大学の睡眠実験室の場合は、もちろんインフォームド・コンセントは欠かせないが、このような気の置けない関係でも、事前の同意はあったほうが望ましいのはいうまでもない。赤ん坊の甥《おい》や姪《めい》、あるいはペットのイヌやネコという手もある。ただしこの場合、夢をみたかどうかの質問には答えてもらえそうにないが……。

ともあれ、ここで私がいいたいことは具体的ではっきりしている。

自然界を研究する第一歩は観察（静かに丁寧に）であり、そしてその観察を記録（徹底的、体系的に）することである。

一九三〇年以前に夢や眠りの科学を目指していた人のうち、誰一人としてこの第一歩を試みようとしなかったとは少し驚きだが、同時に深く考えさせられもする。いまこのときにも、「観察するものなど何もない」とか「絶対にこう思う、だから観察する必要はない」と自分の枠の中で完結してしまい、大きな発見や進歩が私たちの手からすり抜けているのではないだろうか、と。

脳波の発見と睡眠実験室の誕生

夢の科学がなかなか進まなかったのは、心理学もさることながら、脳生理学でも同様だった。〝反射〟についての研究はさかんだったが、脳が自律的に活性化されることはわかっていなかった。当然のことながら、夢という現象も含め、脳の活性化は外部刺激に依存すると考えられたのである。

科学史にその名を残す二人の大物が反射について研究し、「精神活動は刺激依存性」だと確信するに至る。その一人、イギリスの生理学者でノーベル賞受賞者のシェリントン（一八五七〜一九五二年）は、「反射機構は脳を機能させるユニット」だと主張し、彼の想像力豊かな弟子ブラウンの説に耳を傾けようとはしなかった。

ブラウンは、「お互いを抑制しあう一対の神経細胞群の自律的な活動がまずあって、その上で反射機構が働く」という説（訳注：現在CPGsリズム発生機構とよばれる）で、自分の先生を説得しようとしたのである。

要するに、基本的には脳の活動は感覚刺激に完全に依存しているというのがシェリントンの説、感覚入力がなくても自律的に活性化する脳の機構があるというのがブラウンの考え方であった。

自分の毎夜の経験から、眠ると脳はスイッチが切れた状態になるとシェリントンは思いこんでしまったのだろう。

もう一人はロシアの生理学者パブロフ（一八四九〜一九三六年）だ。いわずとしれた大物、世にいうパブロフの条件反射学を完成させた人である。だがこの人も、やはりシェリントン同様、「睡眠中の脳は静止状態だし刺激も入ってこないので心は空白」などという誤った考えを抱いてしまった。

もっとも第4章でみるように、レム睡眠の発見よりかなり後になって、ニューロン（神経細胞）として知られる神経単位が睡眠中も休みなく活動を続けていることがわかった。これは、目覚めているときや夢をみているときの意識はかなり高い活動水準に依存しているが、そうでないときでも、脳はその活動を静止することはなく、何らかの精神活動は可能な状態にあるということを示している。

一九二八年にドイツの精神科医ベルガーは、後に脳波計（ＥＥＧ）として知られるようになる増幅器と記録装置を使って、頭の表面から脳波つまり脳の電位変動を記録することに成功した。このころから電気生理学の発展により誤解もしだいに解けていった。

脳波の活用によって臨床神経医学は大きく変わっていったが、それは眠りや夢の科学も同じこと。何しろ健常者やてんかん患者などの脳のダイナミックな変化を客観的に示してくれる装置が使えるようになったのである。

発見当初、脳波は、筋肉活動もしくは運動のような人為的なものではないのかという疑いの声も強かった。だがベルガーは苦心の末に、眠っているときの脳波には特異な変化がみられることを示したのである。

手短にいえば、眠りに入ると例外なく脳波はゆっくり（周波数が減る）となり、大きな振幅をみせはじめる。この変化は、現在徐波睡眠あるいはノンレム睡眠とよんでいるタイプの睡眠の特徴である。

こうしてまもなく、脳波計を用いた睡眠研究がはじまった。睡眠実験室の誕生である。

ちなみに、脳波計と同時にさまざまな生理現象の変化を記録する装置を〝ポリグラフ〟という。今日のポリグラフはすべて、ベルガーが苦労して世に送り出した装置の末裔《まつえい》である。

脳波計は、身体（頭部）表面に現れるマイクロボルトレベルの電位の変化を一〇〇〇倍に増幅して記録する精巧な電圧計である。これをもとに開発されたのが心臓の活動を計測する心電計（ECG）、眼球の動きを記録する眼球電位計（EOG）、筋肉の緊張状態を測る筋電計（EMG）である。

ポリグラフの能力は劇的に進歩したのでつい忘れてしまいがちだが、初期の装置はじつに素朴なもので、その程度の装置でいくつもの発見がなされたことに驚きの念を禁じえない。

ポリグラフによる睡眠中の脳波および筋電図と眼球電位の波形を次ページ図2に示す。

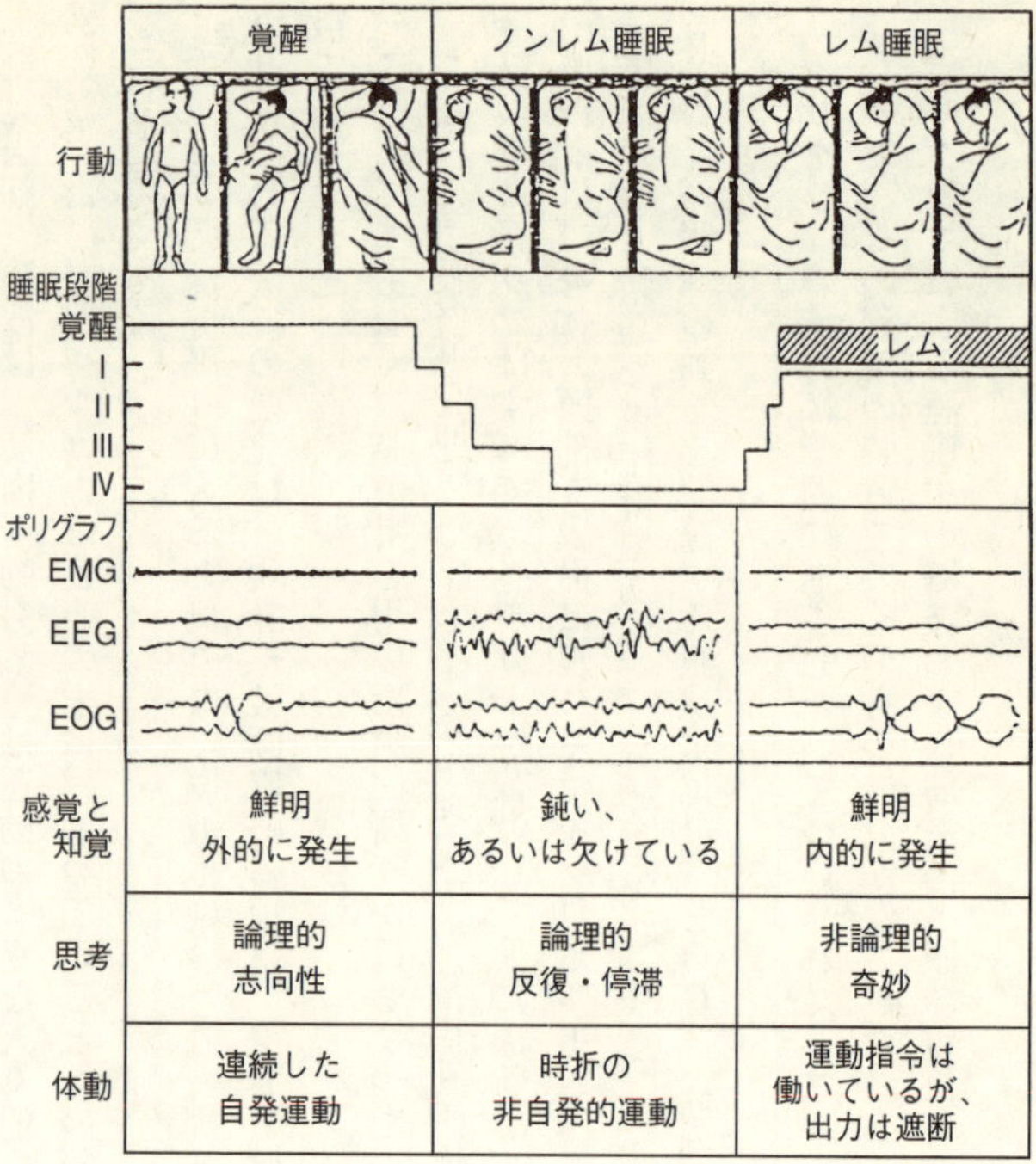

	覚醒	ノンレム睡眠	レム睡眠
行動			
睡眠段階	覚醒 I II III IV		レム
ポリグラフ EMG EEG EOG			
感覚と知覚	鮮明 外的に発生	鈍い、 あるいは欠けている	鮮明 内的に発生
思考	論理的 志向性	論理的 反復・停滞	非論理的 奇妙
体動	連続した 自発運動	時折の 非自発的運動	運動指令は 働いているが、 出力は遮断

図2　覚醒、ノンレム睡眠、レム睡眠時のヒトのポリグラフならびに感覚と知覚・思考・体動変化。筋電図(EMG)は覚醒時にもっとも高い値、ノンレム睡眠では中間値、レム睡眠で最低値を示す。脳波(EEG)と眼球電位(EOG)は、覚醒時およびレム睡眠で活発、ノンレム睡眠で不活発。各々約20秒の記録。

睡眠中の脳活性化の発見

一九五三年、アセリンスキーとクライトマンに「睡眠中に脳が活性化する」という大発見をもたらしたのは、脳波と眼球運動の記録の組み合わせだった。

アセリンスキーのもともとの関心は、子どもの〝注意力〟だった。けれども、どんなに幼い被験者たちの注意を引きつけようとがんばっても、子どもたちの眠気には勝てない。アセリンスキーにとって眠りはじゃまものだった。

低学年児童を担当する教師にはおなじみだが、注意力が衰えると子どもたちの目は閉じてしまいがちだ。アセリンスキーもこのことに気がついていた。そこで、目覚めて・い・る・と・き・の子どもの目の動きを記録しようと、目の近くに電極をつけてみることにした。被験者第一号はアセリンスキーの七歳になる息子アーマンドだった。

これが大発見につながった。がまんできずに眠りだしたアーマンドの閉じたまぶたの下で、眼球が前へ後ろへ、上へ下へと急速に動きだしたのである。

アセリンスキーは根気強い学者だったが、この場合は運もよかったというしかない。入眠期の急速眼球運動は、子どもにだけみられる現象だからである。パスツールのいうとおり「幸運の神は備えある心にのみ訪れる」のである。

アセリンスキーがこの観察結果を自分の先生のクライトマンに報告すると、クライトマンはすかさずそれが夢の科学にとっていかに重要な発見であるかを感じ取った。この眼球運動の観察をもとに研究をさらに進めて、二人は、大人での急速眼球運動や心拍や呼吸の状態を記録した。そして活性化の波が定期的に寄せたり引いたりして、脳や眼球、呼吸や心拍に変化をもたらすことを確かめたのである。

彼らは、脳が活性化した状態のこの睡眠を、脳の活性化に伴って急速眼球運動（Rapid Eye Movement：REM）も起きていたことから「レム睡眠」と名づけた。さらに彼らは、夢はこのような脳の活動状態で発生するにちがいないとも考えた。

レム睡眠の発見以前には、睡眠というのはひとくくりにしにくい不活発な状態だと考えられていた。脳波のパターンは絶えず変化しており、それは脳の活動が全体的にも局所的にも流動していることを意味する、と受けとめられていたのである。

一方、レム睡眠の発見以降には、夢をみるのは脳の活動水準がかなり高いレム睡眠のときだけという誤解も出てきた。九〇分おきに現れるレム睡眠は、一晩の睡眠で合計一時間半〜二時間となる。夢をみるには十分過ぎる時間というわけだ。目覚める直前にだけ夢をみるとされた昔の説に比べればたしかに何倍もの時間ではある。

ところが夢は、入眠期（脳波は依然として比較的活発）やノンレム睡眠期にも発生することがわかってきた。とくに睡眠経過の後半に出てくる浅めのノンレム睡眠（段階Ⅰ、Ⅱ）ではレム睡眠に近い活動水準を示す。さて、残るは眠りの前半に含まれる深い段階のノンレム睡眠（段階Ⅲ、Ⅳ。除波睡眠ともいう）だ。この時期には夢をみる可能性はきわめて低いと考えられている。

レム睡眠と夢

睡眠中の脳の活性化が最高潮のとき、すなわち目覚めているときとよく似た脳波を示し、活発な急速眼球運動が起こり、心臓の拍動や呼吸が速くなるなどの変化を伴うときに目覚めると、夢報告は往々にして長くて複雑であることも確かめられている。

たとえば以下のような――

夢日記③　一九八一年一一月七日　冬の山荘にて

私たちは冬の山荘にいる。バーモント州にある私の農場のようにもみえるが、それとは違う。K・D・Kもいる。私たちはスキーに来ているのだ。性的動機から、私はA・Tを捜している。この女性とは二〇年近く会っていないし、だいたい恋愛感情など抱いたこともない。

おそらく彼女は、この家――私のものかもしれないし、そうでないかもしれない――の二階にいるのだろう。二階へはねじまがったらせん状の柱を登っていかなければならない。この柱には心もとない枝のようなものがついていて、それを足がかりに登っていく。

登りながら暖房が入っているのに気がついた。ということは、誰かが住んでいるに違いない。登ったと思ったら、いつのまにか私は眠っているJ・Cの腕の中にいる。

J・Cは突然目を覚まし、当然ながら恐怖の表情を浮かべ自分の置かれている状況を把握しようとした。いっしょに寝ているのは私なのか？　本物の私なのか？

彼が恐ろしさに顔を引きつらせ、かわいそうなほどうろたえているのがわかった。

これはすべて一瞬のうちの出来事であり、きわめて複雑微妙な私たちの関係を表している。

「J・C、落ち着いて、僕だよ。恐がらなくていいから」。そして……。

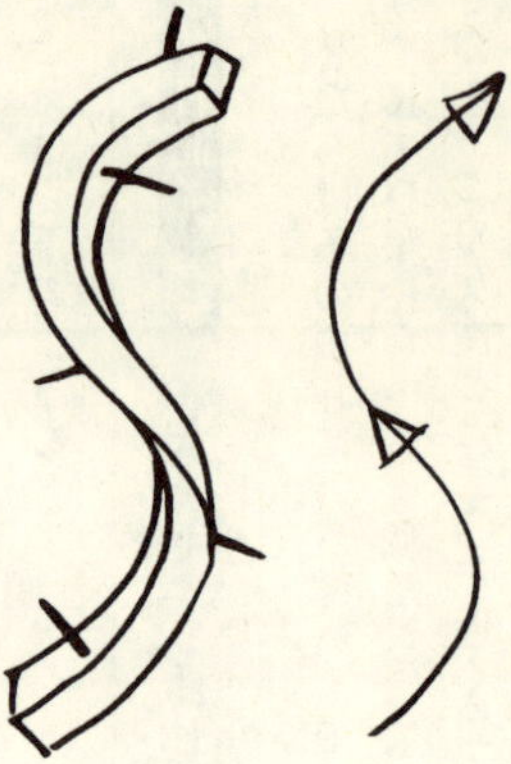

――とまあ、こういう率直に性をテーマにした夢は、睡眠実験室のような状況ではあまり例をみない。どちらかというと「寝ている間に観察される」とか「途中で起こされる」といった不安

を反映した内容が多い。

実際、この夢は実験室ではなく、中国へ旅行したとき広州のホテルでみたものだ。だが夢の中に、旅先であることを示す事は何も出てこなかった。私のこの夢は、レム睡眠から目覚めた後に報告される典型的な例であり、そういう意味では睡眠実験室だろうが、自宅（私たちの考案したナイトキャップを装着して）だろうが、はたまた広州のホテルだろうが関係ない。

夢日記④　一九八一年一一月七日　冬の山荘

またしても私はおぼろげな山荘を目指して登っている。やはりらせん状に登っていくが、今回は二つのルートがある。一つは岩でごつごつした断崖を直接登っていくルート。もう一つは麓《ふもと》の草地をとおっていく、安全だが遠回りなルート。

私は垂直な岩肌を登っていくほうを選んだ。岩がぼろぼろと崩れやすいことを前もって知らされていた（Cが教えてくれた？）のはあり

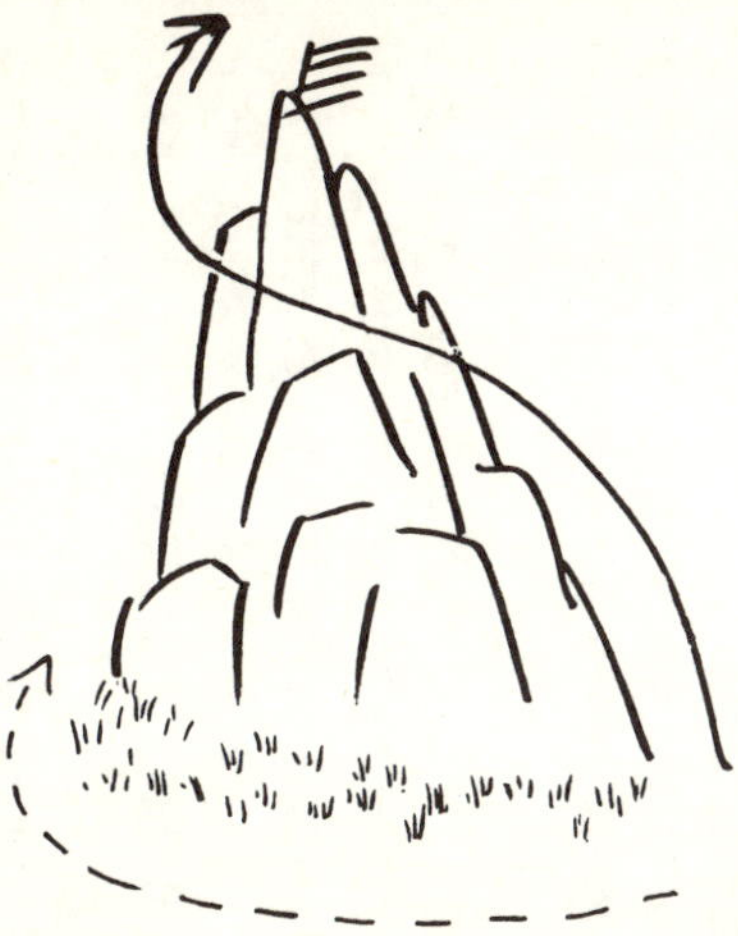

がたかった。おかげで、断崖側の岩盤が何度も横滑りしたときに素早く対応することができた。

歩を進めるたびに花崗岩が崩れ落ちて、その巨大な岩の塊が、音もなく私の左下方に落ちていきみえなくなる。

ついに頂上だ。そこは鉄板のようになっている。私はそこに両手を引っ掛けてバランスをとりながら身体を持ち上げた。そして、この危険な断崖を登ってこられたのも彼女（C?）のおかげだと感謝する。


レム睡眠中の夢に共通する特徴が、この夢からもみて取れる。強い幻覚が頻繁に現れ（この場合、登るという動きはどれも刺激的でぞくぞくするような体験としてとらえられている）、しかも自分や周囲に起きていることを自覚する精神機能がまったく働いていない。そのうえ設定も非常に漠然としている。この山荘は私が所有しているらしいが、実際にはそんなものはないし、登場人物にしても誰なのか、どういう人なのか、はっきりしない（ことにC）。恐怖や高揚感などの強い情動も特徴的である。

いわば、感覚運動性（知覚と動きを調整する）の幻覚や強い情動を形成しろとばかりに、私の脳が特異的あるいは選択的に活性化されたといえるだろう。さらに、そのように活性化されることで、まったく新しい、しかしその人なりの意味を持つ方法で、幻覚や情動などの要素が生まれ、それらが統合されて一体となる。

これが、マッカーリーと私が一九七七年に発表した夢の「活性化―合成仮説」だ。この説については第5章でさらに検討していきたい。脳の画像技術を睡眠や夢の科学に応用することで、この説をうまく説明することができるのである。

一九五三〜七五年頃にかけての睡眠実験室時代初期の頃の目標は、被験者が報告する夢のストーリーと、脳波計などのポリグラフが示す生理現象の変化を突き合わせて、詳細な相関関係を確立することだった。これはまさに私のいう「一対一の同型化」（53ページ参照）に他ならず、精神活動と身体の生理的変化をリアルタイムで結び付けようとした試みだった。しかしこれはうまくいかなかった。

その頃、レム睡眠の眼球の動きは、夢の中で何かを目で追っているときの動きだという説が出されたが、実証できなかった。たしかに夢の中で体を激しく動かしたり、会話したり絵を描いたりすることを反映して急に呼吸が荒くなったり、ゆったりとしたりすることもあったようだ。しかし、そうでない場合のほうが多かった。

いま考えてみれば、この目標が達成できなかったのも当然で、何しろ目覚めているときでさえうまくいかない試みである。

「心臓がドキドキするから不安を感じるのだ」と、心理学者で哲学者のジェームズ（アメリカ・一八四二〜一九一〇年）はかの有名な「情動の末梢起源説」なるものを唱えた。つまり身体の変化が情動を引き起こすのだと主張したのである。

これに対してキャノンとバードは、真っ向から異を唱え「情動の中枢説」を提案した。二人は「情動は大脳辺縁系《だいのうへんえんけい》（脳幹を包み込んでいる部分）が選択的に活性化されることにより発生し、それに伴ってさまざまな身体変化が起きてくる」とした。

やはりその頃、〝夢の心理学〟と〝脳の生理学〟との溝をさらに深める理論も出てきた。

まずフルクスが、そして後に他の心理学者たちが、脳波がどのようなパターンを示していようとも、つまりノンレム睡眠中にも夢をみる可能性があると報告した。これをもとに彼らは、睡眠中の精神活動は脳の生理学とは何の関係もない、と耳を疑うような結論を出したのである。

いうまでもなく、このような考え方をする睡眠生理学者は一人もおらず、大多数は夢が科学となることに不満を抱いていたフロイト派などの夢分析家たちだった。ところがそれから数十年たったいまも、脳と心は別物だというこの説を、いまなお大事に守っている人たちもいるのである。

こうした「脳と心は別だ」という見方に対しては、説得力のある説明でもって応えるしかない。〝夢〟といえるほどの長さと内容を持った夢をみるにはレム睡眠が最適で、ノンレム睡眠ではよくてその半分、さらに入眠期ではノンレム睡眠以下であることが、いまや実証されている（ついでながら、目覚めているときに夢をみるのは実質的に不可能である）。

これをもとにいえることは、レム睡眠にみられる脳状態のいくつかの要素が、他の睡眠期にも備わっていれば、それだけ夢をみる確率は増すということである。この夢と睡眠相との関係は、夢の〝形〟を分析することによって心理学的にも説明できる。
夢の〝形〟の研究とは、前述のように、夢報告が「何をみたか」ではなく「幻覚はどの程度だったか」、「何を考えたか」ではなく「思考はどの程度だったか」をさぐることである。

眠りと夢の生理学

夢にまつわる議論が、いつのまにかあまり意味のないただのぶつかり合いになっていった。アセリンスキーとクライトマンの発見（一九五三年）と同じ年に、ワトソンとクリックによるあの画期的なＤＮＡの二重らせんモデルが発表されている。この一致から思い至るのは、生物学が分子の時代に入るのと時を同じくして、夢の科学が生理学の時代に足を踏み入れたということである。

続く半世紀の間に生物学は大きく様変わりして、いまや分子生物学にあらざれば生物学にあらず、といった感がなくもない。これに対して眠りと夢の科学のほうは、方法論あるいは概念的な見地から分子生物学にアプローチするという段階に入ったばかりだ。

眠りや夢の研究では、説明したり解説したりの作業が膨大であったし、またこの分野に入ってくるさまざまな構想やアイデア（ことに心理学分野からの）が、科学的立場を異にする場合が多かったからでもある。

今日でも、精神活動を脳の働きとしてとらえたくないという人は少なからずいる。文化のレベルでも個人のレベルでも、まだまだ多くの人たちにとって、目覚めていようが眠っていようが、意識が脳の働きであるという考え方は、彼らの信念を脅かすものらしい。〝霊魂の不滅〟という言葉があるが、彼らにとっては脳が死んでも心に終わりはないというのだろうか。

一方で、睡眠実験室では、夢の科学もしくは生理学全般にとって興味深い貴重な発見が続いていた。そんな中で、当然のように一つの疑問が生まれた。

たしかに、目覚めているときとは別の意識状態である夢は、じつに興味深く、意識を探る貴重な手がかりである。だが夢そのものに何か特別な機能があるのだろうか？

夢は睡眠中に脳が活性化することで生じる意識体験に他ならない。

この見方でいくと、夢の〝働き〟とか〝役割〟とは、つまるところレム睡眠によって、もっといえばレム睡眠の根底にある、脳の活性化によってもたらされる働きであり、役割であるということになる。その役割として盛んにいわれるのが、精神のバランスを保ったり、過去から現在にいたる学習を統合したり、その人にとって重要性を持つ情報を処理するといったことなどである。

このように重要な機能は、それに気づこうが気づくまいが実行されるし、実行されなければならないのである。

もしも、そのような機能が夢をみたという自覚によってしか成り立たないというのなら困ったことになる。とくに「夢なんかみない」という人たちには、このような夢の役割が果たせないことになる。この「夢に気づこうが気づくまいが」という考え方は、〝夢の役割〟という概念を説く人たちにとっては目の上のタンコブにちがいない。

この概念は「これこれ、こういう夢をみた」という自覚のうえに心的作業を進めることが、私たちの心の健康に大いに役立つというものである。

たとえば69ページの夢日記③だが、私はこの夢を思い起こすことで、私と友人夫婦との間の性的葛藤がいまなお心のわだかまりとなっていることを、改めて思い知らされる。だが、たとえ私のこの解釈が合っていたとしても、この事実を知ったからといって何の役に立つのだろう?

たしかに無意識の存在をいまさらながら実感し、性がそのうわべの顔とは裏腹に幾重にも隠されて捉えどころのないものであることに気づかされはする。結局、私ホブソンの無意識の心は、とてもじゃないが一筋縄ではいかないな、と——とまあ、こんな高尚げな精神分析を好む人もいて、ホブソンのいうことも捨てたもんじゃないと思われ、ひいては私の本がよく売れるとか、患者が増えるという可能性もなきにしもあらずだ。そうなれば、なるほど、たしかに私にとっては〝役立つ〟ということかもしれないが。

しかし、らせん階段を必死に登っていく夢をみなかったり、憶えていなくて、夢解釈をしなかったとしても、とくに変わりがあったとは思えない。夢をみなかったり覚えていないほうがよかった、ということだってありうる。もしも夢に役割などというものがあるとすれば、レム睡眠やその仲間たちによって、私の知らないうちに首尾よくすませてくれてもいいはずだ。

これなどまさしく、生理学的夢理論に異を唱える心理学者たちから〝還元主義〟というレッテルを貼られそうな考え方にちがいない。フルクスは「生理学のやっていることは夢の問題を心理学の手から奪うものだ」と激しく非難したが、ある意味これはあたっている。もしも夢の〝形〟の特徴が、生理学的な仕組みゆえにそうであることが明らかになれば、〝内容〟の解釈によってそれらを説明する意味がなくなってしまう。

だが夢の心理学を専門にしている人たちは、何もこのような状況を嘆く必要はない。それどころか、そんなたいへんな作業から解放されて、安堵のため息をついてもよいくらいだ。フロイト自身、夢の幻覚症状を〝心の防衛機構〟の観点から説明しようと試みて、窮地に追い込まれている。夢を思い出すのがむずかしいことの説明もしかり、彼にとっては抑圧という概念でいくしかなかったようだ。

最悪なのは、夢の中の感情を願望の充足だとか、変形といった見方でとらえようとしている点で、何の説得力もない。なぜなら夢には、怒りや悲しみ、それに不安などの強い負の感情が含まれることがいくらでもあるし、欲求も変形なしにストレートに現れてくるではないか。

ついでにいわせてもらえば、還元主義はむしろフロイトの得意技でもある。素人科学者がよくやるように、フロイトも数え切れないほどの変数をごくわずかの仮定で解釈しようとした。「願望充足―変形―検閲」というモデル一つを取り上げてみても、彼の還元主義がありありと現れている。とがったものはすべて男根像、くぼんだものはすべて女性性器。還元主義は還元主義でも、フロイトの場合、困ったことに、ほとんど見当はずれの還元主義だ。行動観察もなければ神経学的な機能測定もなし、自然科学の考え方や手段を用いての系統だった夢収集もないとなれば、それも当然である。

だがいまや私たちは、ヒトの睡眠に関してさまざまな生理学的知識を手にしている。そして、目覚めているとき、眠っているとき、夢をみているときの意識が脳の働きであることもはっきりと認識している。いまこそフロイトが求めてやまなかった構想、すなわち神経生理学に根ざした大胆な理論の構築を目指して動き出すときではないだろうか。

たしかに還元主義では無限の現象をすべて説明することはできない。しかし夢は、昔もいまも変わりなく、生々しく、奇妙で、情動的で、理を欠き、記憶として残りにくい（あるいは取り出しにくい）。こういう現象がどのようなメカニズムで生じるのか、あるいは何のためにそのような現象が起きるのかを、生理学的な手段で科学的に探ることはできる。

個々の夢の内容解釈というのは、フロイトの夢分析からもわかるように、自分の枠の中だけで解釈し完結してしまう恐れを多分に持っている。〝主観〟という言葉が科学の敵のようにいわれるのもそのせいだ。

――だからといって、夢を楽しんだり議論したり解釈したりできないかというと、そんなことはまったくない。いま、主観の枠など超えてしまう科学的な夢理論の時代がやってきたのである。

次の章では、レム睡眠が夢らしい夢を生む理想の生理学的状態であることの意味を、動物実験から得られたデータをもとに、細胞レベルおよび分子レベルで考えていきたい。

コラム3 色つきの夢はあるのか?

最近の睡眠実験室での研究によると、〝夢は色つき〟だとする説のほうがはるかに有力だ。夢には色彩がある。

とくに鮮明で長い夢が報告されるときは、その色彩表現も常に豊かだ。これまで私たちの睡眠実験室で得られた膨大な数の夢報告のうち、記憶の鮮明な夢で白黒というのはただの一例もない。

逆にいうと、よく白黒の夢をみると感じるのは、記憶がうまく働いていないからだ。

ちなみに、夢を少しも憶えていないとか、逆にはっきり思い出せるとか、あるいは長い夢を思い起こせるといったことは、睡眠中の脳の活性化もさることながら、目覚めのコンディションにも深く関わっているのである。

第４章 夢みる脳の分子生物学

すでに一八九〇年代には、脳が何百億（最新の計測では一〇〇〇億）という神経細胞（ニューロン）から構成されていることがわかっていた。そして二〇世紀前半には睡眠・夢科学は、脳波計を用いての助走段階ともいえる研究を展開していた。脳波は多数のニューロンから発生する電気活動の記録である。

一方、神経生物学の分野では、個々のニューロンについての研究が着々と進んでいた。これほどの、そしてこのような形の進歩を予想した人は誰一人いなかった……そう、フロイトもシェリントンもパブロフもである。

一九五〇年頃までには、ニューロンの仕組みがかなりわかってきた。

一つ一つのニューロンは、半透過膜で細胞の外と仕切られている。その膜を通してナトリウム、カリウム、塩素などのイオンを汲み入れたり、汲み出したりすることで、通常はマイナスである細胞内側の電位が短期間プラスに転ずる。この作用は、活動電位あるいは脱分極とよばれている。

脱分極で生じた電気的信号はニューロンを走り、末端（シナプス）までいくと、そこから化学物質が出て、次のニューロンへと受け渡されていく。シナプスから放出される化学物質は、細胞間の信号の受け渡しをしていることから、神経伝達物質とよばれている。

神経伝達物質を受け取った側のニューロンにも活動電位が生じ、それが反対側のシナプスまで届くと、やはり神経伝達物質が放出される。こうして信号が伝えられていくというわけだ。

ニューロンの神経伝達物質としては、興奮信号を伝えるグルタミン酸や、抑制信号を伝えるガンマアミノ酪酸（ギャバ）がよく知られている。

神経生物学の中でもとくに細胞生物学関連の研究を行う分野は、神経細胞生物学とよばれている。この分野の優れた業績のほとんどは、シェリントンの唱えた反射理論の下で行われたものだ。たしかにこの理論は、脳と筋肉との間の閉回路がどのような仕組みなのかを探るには役に立っただろう。

たとえば反射回路モデルを解説すると次のようになる――

① 脊髄反射は姿勢や動作に大きく関与している。

② 刺激がニューロンを通して活動電位という形で中枢に送られ、その刺激に対してある反応（つまり感覚）が引き出される。

③　ある運動の実行を決めるのは、運動系と感覚系の相互作用によるものである。

しかしこのような反射理論は、眠りや夢を科学的に考察しようとした先駆者たちの助けにはならなかった。反射回路（神経回路）の活動と脳波パターンとの間に、辻褄の合う対応が成立しなかったからだ。

脳波は脳の電位変動、すなわち大脳の活動電位の記録である。それでは、外からの入力のない睡眠中にみられる脳波パターン、とくに紡錘波《ぼうすいは》や徐波（訳注：比較的大きくゆったりした波形）をどう考えればよいのだろう。これらは、ニューロンの活動が自然発生的で自動能を持つとしなければ説明できない。刺激にのみ対応するという反射理論では、外からの入力が遮断された状態でニューロンの反応が起きる現象を説明できないのだ。

結果的に睡眠科学では、ニューロンの研究と脳波の研究が別々に、並行して進められていったのである。

デカルトは「神は心と身体を、完全ではあるが別々の機構でつくられた」と考えたが、これによく似ている。デカルトの二元論はいつのまにか影をひそめていたが、まだまだ私たちの奥深いところで生きているのである。なぜなら、物体である脳からどのようにして〝わたし〟という主体が生まれるのか、いまなお私たちにはつかめていないからだ。これがよくいわれる「ハードプロブレム（難題）」（189ページ参照）である。

眠りネコが教えてくれたこと

二〇世紀も半ばにさしかかる頃、シカゴのノースウェスタン大学医学部で古典的な感覚・運動系の研究をしていた生理学者のモルッチとマグーンは、ネコの脳幹を刺激すると、脳波パターンが眠りから目覚めの状態へと移行するのを発見した。つまり、脳は睡眠中に自動的に活性化されうるという根拠を、実験的に示したのである。この研究結果は一九四九年に論文発表された。

同じシカゴでなされたレム睡眠発見に先立つこと四年のこの発見は、「脳は外部からの感覚刺激によってのみ活性化される」という、当時のゆるぎない概念に挑戦する大きな意味を持つ発見であった。これによって、睡眠中の脳活性化の仕組みを探るための足場が用意された。

モルッチとマグーンが提案した脳幹網様体《のうかんもうようたい》賦活系説、すなわち「脳幹網様体が感覚刺激によらず、それ自身の活動によって脳を活性化する」という説は、当初、強硬な抵抗にあった。しかし二人はこの説を補強する研究を続け、あくまでも感覚神経路と独立した活性化システムのあることを示した。こうして、いつしか抵抗は薄れ、この説が受け入れられていったのである。

ちなみに、感覚神経路をそのままにして網様体を破壊すると、眠っているときのような無反応の状態が長く続いたという。

一九五七年当時、アセリンスキーとクライトマンの同僚だったデメントは、ヒトにおけるレム睡眠と夢との関係を精力的に研究していた。そして彼は、ネコもまた睡眠中に脳が周期的に活性化し、それに伴って急速眼球運動（レム）がみられることを発見した。

これによって、睡眠中の脳の活性化を、細胞および分子レベルで研究するための実験モデルが提供されたことになる。さらに、細胞および分子レベルの現象と脳波を、そして睡眠中に特有の精神活動とを統合させて研究することができるようになったのである。

ネコのレム睡眠の仕組みを明らかにして、同じことがヒトのレム睡眠でも起きているかどうかをたしかめればいいのだ。

その後の研究結果から、一部の非常に原始的な種類を除くほぼすべての哺乳動物で、睡眠中に脳が活性化されることがたしかめられ、加えて急速眼球運動もこの活性化中に観察された——むろん、目を持つ哺乳動物に限られるが。

こうして、レム睡眠はヒトだけでなく哺乳類では種を超えてみられる共通の現象だ、という仮説が有力になってきただけでなく、夢との関係はさておいても、レム睡眠は哺乳動物の生存にとって生物学的に重要な意味を持つのではないか、と思わせるものとなった。逆にいえば、夢にだけ目を向けてレム睡眠を考えていては、睡眠中に脳が活性化することの大きな意味を見失ってしまうことを示唆したともいえよう。

たとえば体温調節は、哺乳動物にとっておそらくもっとも基本的な維持・管理機能だが、レム睡眠がこの調節機構に大きな役を演じていることが明らかになってきた。

また、レム睡眠は〝手続き記憶〟の強化および向上にも役立っているらしい。これを支持する実験結果がいくつも出ている。手続き記憶というのは、たとえば駅への道を覚えてしまうような、意識が関与しない、いわゆる〝身につけた記憶〟だ。

主観的体験である夢にばかり目が向いていては、高次レベルのこのような機能について思いつくこともなかっただろう。レム睡眠のおかげで自分の体温を調節する能力がうまく働いているなどと、昨夜みた夢から想像できるだろうか。

モルッチとマグーンは、ネコの脳を電流で刺激したり一部を切除したりすることで脳幹網様体賦活系説に到達した。次に一九五〇年代の中頃から、同じテクニックを使ってフランスの神経生理学者ジュヴェが研究を続け、いろいろと議論の多かったこの説にきっぱりとケリをつけた。睡眠中に脳の活性化が起こること、それも自発的に起こることをたしかな事実としたのである。

ジュヴェはまた、レム睡眠を調節する中枢が網様体も含む脳幹にあることや、レム睡眠に伴って筋肉の活動が積極的に抑制されることを明らかにした。睡眠中の脳にスイッチが入っても、目覚めているときのように動きださないのは、この抑制のおかげというわけだ。

夢の中では自分がいろいろと動いているのを感じる。これは上位の脳によって練り上げられた精密な運動の設計が、脳の中でそのとおりに実行されるからだ。だが、その進行も脊髄のレベルで遮断されて、現実の動きとして現れることはないのである。

必死になって動こうとしても体がいうことをきかず、もがいているうちに目が覚めたというのはよくある経験だが、この金縛りもこれで説明がつく。

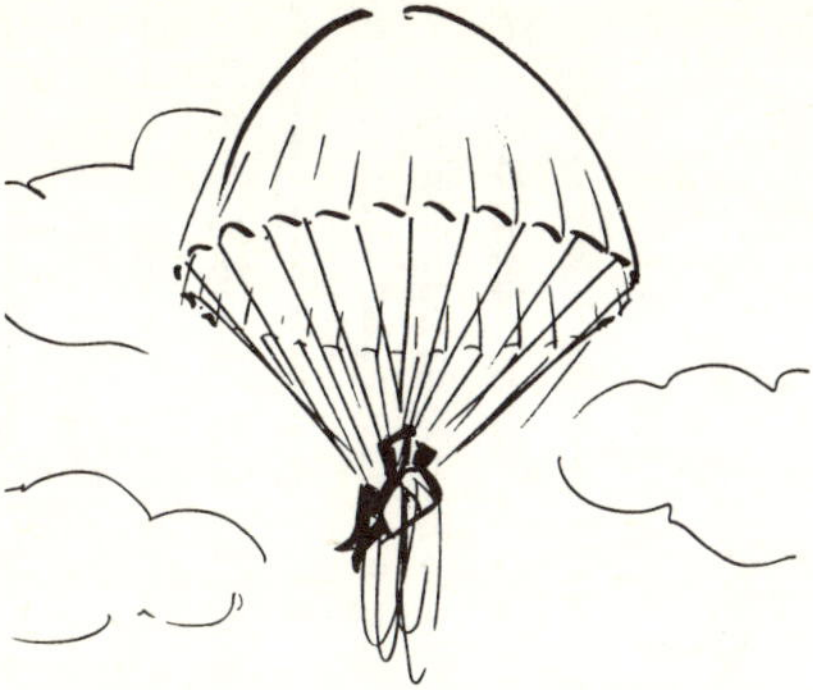

夢日記⑤　一九八〇年一二月三日　パラシュート

パラシュートの一団が降りてくる。青い空。白いパラシュート。突然、その一つがかなりのスピードで降りてくるのがみえた。

そうだ、パラシュート・コンテストが行われているのだ！　海軍出身のその男が楽々優勝にちがいない。

ところで彼のパラシュートはちゃんと開いているのか？　もちろんんだ。

男は降下をコントロールしようとパラシュートの紐を登っている。ちょうどお腹の中の赤ん坊が、母親と自分を結ぶへその緒を揺すっているような格好だ。

69、71ページの夢日記③、④と異なり、私自身はこの夢の中で動いていない。しかし、パラシュートで降りてくる人たちの動きを、ダイナミックにそして興味津々で感じ取っている。はらはらどきどきするような身に迫った動きを感じるのは、夢の典型ともいえる。

これは、大脳辺縁系の活動水準が上がり、不安が引き起こされているからだけではない。あまりなじみのない動き、あるいはそもそも不可能な運動パターンが、脳幹レベルで発生していると考えられる。脳幹のこの部分には、空間での身体位置を調節するニューロンが配置されている。

この考えを支持するジュヴェの決定的な実験がある。

ジュヴェはネコの脳幹の橋《きょう》より上位の脳をすべて除去した。それでもネコには周期的に筋緊張の抑制、眼球運動、ある特有な身体の動きが観察されたという。この身体の動きには、健康なネコが移動するときに実際するようなリズミカルな足の運び も含まれていた。

このことから、ヒトが夢をみているときの大きな特徴の一つである〝常に動いている感覚〟は、運動パターンを発生する下位レベルの脳幹で起きていることが推定される。いずれにせよ、そういう発生器（132ページ参照）が脳幹にあって、レム睡眠で活性化されるのは間違いない。

PGO波と脳－心の状態

アセリンスキーやクライトマン同様、ジュヴェもまた、運よく手にした発見をいかに開花させればよいかを知る人であった。

アセリンスキーの被験者である子どもたちがそうだったように（67ページ参照）、ジュヴェのネコも別な研究目的（パブロフの条件付け）の実験中に、たまたま眠ってしまったのである。おまけに、ネコの首の筋肉につけた電極がレム睡眠の筋肉のゆるみを捉えたのは、目覚めているときのネコの〝注意〟の働きをモニターしている最中だったというから、じつによく似たストーリーである。

どこの世界でもそうだが、科学の世界でも「どんな不利な状況であろうと幸運の女神はどこかに隠れている」らしい。その女神をジュヴェはうまく探し出したというわけだ。

神経外科医だった彼は、ネコのレム睡眠中、脳幹や視床《ししょう》など下位脳の脳波も測定した。すると運よく脳の異なった部位から、独特の波形が周期的に記録されたのである。異なる部位とは、脳幹網様体の橋（Pons）、視床の膝状体《しつじょうたい》（Geniculate body）、後頭葉（Occipital cortex）で、これらの頭文字をとってPGO波という名がつけられた。

PGO波は、目覚めているときではその発生がぐっと低下する。したがってレム睡眠時の脳の活動状態というのは、生理学的にも心理学的にも、目覚めているときとは異なった独特の状態であると考えられる。

大脳皮質、視床、脳幹から記録されたPGO波を次ページ図3に示す。

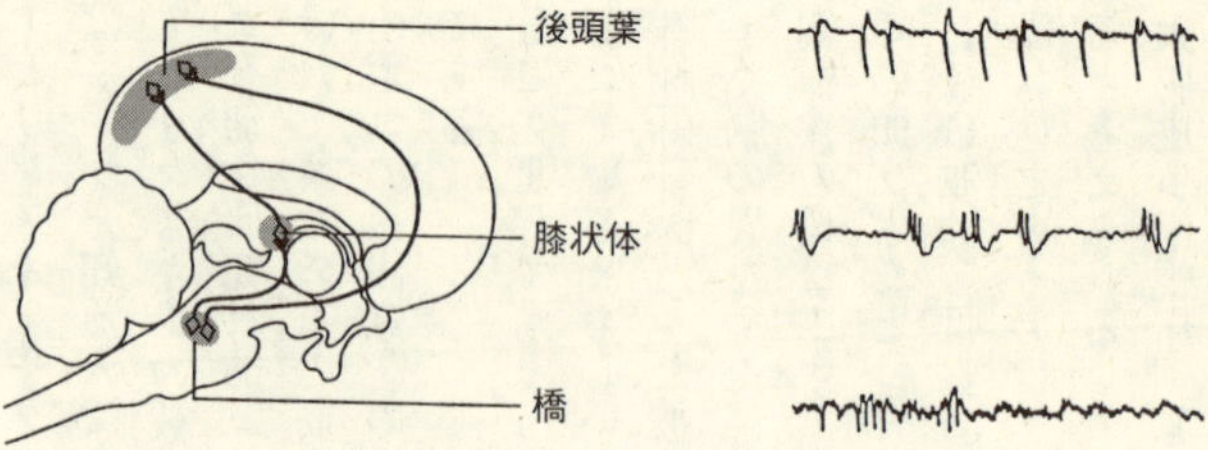

図3　レム睡眠中に橋（Ｐ）から視床の膝状体（Ｇ）、後頭葉（Ｏ）へもたらされるＰＧＯ波によって視覚脳が活性化される。

眠っているのに脳が活性化する。普通に考えれば首を傾《かし》げるところだが、夢の研究者たちの反応は違った。「なるほど、そういうことだったのか」と膝を打ち、この発見はあっという間に受け入れられたのである。

発見当初は、目覚めているときと眠っているときの意識状態の共通点にばかり目が向けられた。だがそのうち、では睡眠に伴うこの脳の活性化でどんな違いが説明できるのだろうか、とみんなが考えだした。実際、共通点と相違点のどちらも甲乙つけがたい重要な問題である。

①　夢では感覚・運動性の感受（幻覚）がきわめて強いが、それはなぜか？　非常に生々しい空想でも、夢ほど強くない。

②　夢では、内省、すなわち自分自身の心の動きを考えることはあまりしないのは、なぜか？　目覚めているときには、むしろ内省している状態が優勢ともいえる。

③　夢の中では思い出そうとしても思い出せないのは、なぜか？　とりわけ、エピソード記憶（意識的に、かつ時間をかけずに学習したことの記憶）を思い出すのがむずかしい。そ

のくせ昔の記憶が夢によく出てくるのは、なぜか？
④ ほとんどの夢は忘れてしまうのは、なぜか？
⑤ 奇怪な、あるいはとっぴな夢が多いのは、なぜか？

ここにあげたのは夢の意識状態によくみられる特徴だが、こうした疑問を考えるのにも生理学は役に立つだろうか。当然ながら、脳の活性化やその活性化の共通点（眠っているときと目覚めているときの）にばかり焦点を合わせていてはむずかしい。

眠っている最中に脳のスイッチが入ることがわかっても、これら一連の疑問に答えることはできない。スイッチの入り方も、入ってからの経過も、目覚めとは仕組みがずいぶんと異なるということに目を向けなければならない。そもそも、通常、レム睡眠中の場合は脳にスイッチが入ったからといって目を覚ますことはないことからもそれがわかる。

レム睡眠中の脳の活性化では、PGO波という独特のパルスが発せられていることがわかった。目覚めているときに、何か予期せぬ刺激にびっくりすることがあるが、そのときもPGO波が出ている。たとえばネコでは、一日に一万四〇〇〇くらいのPGO波が記録される。

このことから、夢というのは、脳がある程度持続して電気的に活性化されることで生じる精神状態であると同時に、興奮やある種の強い情動を引き起こすときに特有の〝喚起刺激〟からなる精神状態であることも考えられる。

夢の特徴である、我を忘れて集中している状態（思考より知覚が優勢になっている）や、奇怪である（時・場所・人物の不一致、不連続）ことや、感覚・運動性の内容が多い（この動きあの動きと、盛んに運動するストーリーを練り上げる）といったことに、どうやらPGO波も何らかの役割を果たしているようである。

神経修飾と脳の状態

しかしPGO波も、夢はなぜ記憶しにくいのかという疑問には答えていない。それに、PGO波がどのようにしてレム睡眠時に引き起こされるのかもわからない。両方の謎を解くには〝神経修飾〟という概念がカギになる。

化学物質によって情報をニューロンからニューロンへ伝えていくのが神経伝達だが、神経修飾というのは単なる神経伝達ではない。それは覚醒↕睡眠などのように、脳の状態を広範に変化させることができる特別な神経伝達機構である。

脳の情報処理の様式（モード）も状況によって変換される。たとえば情報を、

〝外から入力する〟モード↕〝内部で発生する〟モード

〝記憶にとどめよ―憶えておけ〟モード↕〝記憶にとどめるな―忘れてしまえ〟モード

〝直列―論理〟モード↕〝並列―連想〟モード

などに変換して対応する。

目覚めているときなら、これらのモード変換はある程度柔軟に行われており、しかも自分の意志で変換できる。だが脳がレム睡眠に入った途端に、モード切り換えは、有無をいわさぬ強制力を持った絶対的なものとなる。

目覚めているときとレム睡眠時でこのように脳の状態がはっきり異なるのは、神経修飾機構が大きく変化するからだと、私たちは考えている。

脳幹に、神経修飾物質であるノルアドレナリン（ノルエピネフリン）とセロトニンを含む神経細胞群があることは、一九六〇年にスイスの神経生理学者フクセによって報告された。

その後、動物が眠りにつくと、これらの細胞群の活動に変化がみられること、とりわけレム睡眠時の変化は劇的であることが明らかになっている。目覚めているときに脳の調整を行っているセロトニン細胞およびノルアドレナリン細胞が、ノンレム睡眠時にはその活動を半分に減らしてしまう。そしてレム睡眠時には完全に活動を停止してしまうのである。

この「拍子抜けしてしまうほど単純な説」を理解するには、神経修飾を実行するニューロンおよびその修飾物質のどこが、そして何が特別なのかを知る必要がある。

①　これらニューロンの数は比較的少数で、化学物質の大きさは比較的小さい。

②　脳幹にあるいくつかの核に集中している。

③　これらニューロンはペースメーカー細胞といえる。つまり抑制を受けない限りは、自発的か

つ律動的に活動する。

④比較的ゆるやかな、ちょうどメトロノームのように規則的な発火リズムが認められる。

⑤ニューロンは、幾重にも枝分かれした微細な軸索《じくさく》を脳のいたるところへ、そして脊髄へと伸ばして（投射して）いる。

マウントキャッスルが、このユニークな細胞群を「脳の中の脳」とよんだのは、これらのニューロンが広範な脳の情勢を有無をいわさず自動的に変えてしまう〝モード変換装置〟だからである。たとえていうなら、全館の温度を調節する地下の空調設備のようなものだ。

脳幹の橋とよばれる部位のニューロン群が軸索を広範囲に伸ばし、上は視床や大脳皮質へ、下は脊髄へ伸ばしている様子を図4に示す。レム睡眠時の脳波の変化は、この投射を反映するものである。

いまなお夢占いの神秘にひかれる読者も、ここまで来たら、夢の〝形〟からのアプローチが夢を科学的に研究するのにいかに有効か、認めてもらえるだろうか？

睡眠中に脳が自己活性化するとき、脳内化学物質による指示も変わる。心に選択の余地などありはしない。プログラムどおりに進んでいくまでなのだ。そのプログラムのもとでは、目覚めているときと同じように、あるいはそれ以上に、見えたり動いたり感じたりする。しかし考えたり注意を向けたり、何かを憶えておくといったことはあまりうまくできない。

そう、心とは「脳がさまざまに機能している状態」なのだ。それ以外の何ものでもない。霊魂

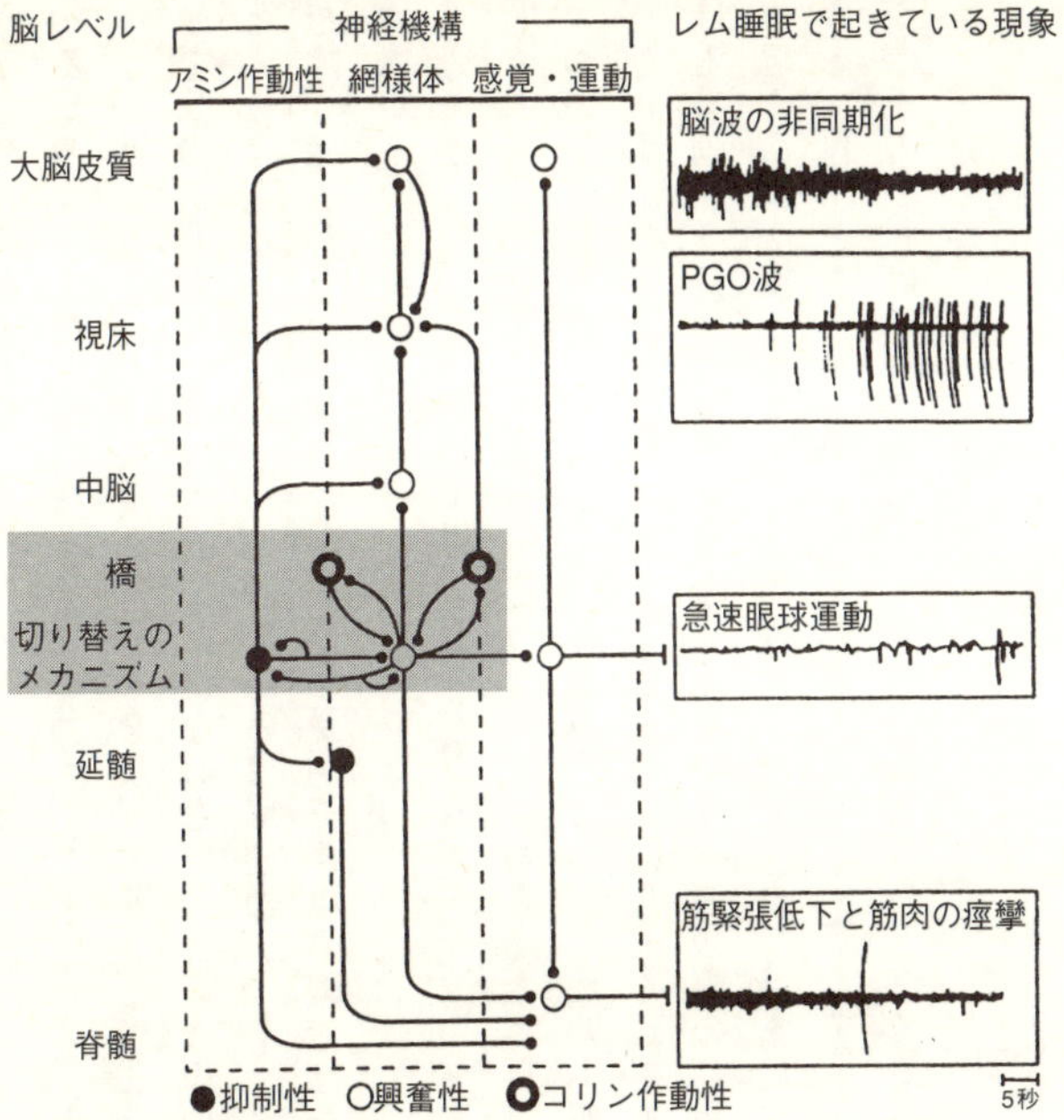

図４　レム睡眠発現の仕組み。脳にはさまざまなレベル（図左）の細胞が関与したネットワークが分布している。レム睡眠の電気的な現象（図右）には橋を中心とした三つの神経機構（図中央）が介在する。

でもなければ、それだけで存在する〝何か〟でもない。脳が自己活性化したときに可能となる〝わたし〟という主体については、いまだ十分な答えは出ていない。だが、その主体に共通する特徴、すなわち〝形〟のほうはいまや理解可能だ。

以上、最近の夢科学ではもっとも急進的と思える考え方を述べた。「覚醒と夢見はそれぞれ異なった意識状態で、しかもその違いは脳内化学に大きく依存している」というこの説、難なく消化してもらえただろうか。ノドにつかえたり消化不良を起こしてしまう人もいるだろう。また、「消化できなくもないが……」と答える人もいるだろう。

「……」の部分は、その人の好奇心を反映するさまざまな疑問で埋められるか、あるいは自分の夢を脳の状態だと片付けられてはかなわない、という思いが込められているにちがいない。自分という存在が〝脳の状態〟だけであるはずがない。「どうしてそう言い切れるのか。〝脳の状態〟だけでは〝わたし〟という主観性を説明できないのではないか」という答えが返ってくるかもしれない。

たしかに、これについてはまだ私の考えを述べていない。議論にはまだ抜け穴が残されている。しかし、穴がいまにもふさがろうとしていることだけは認めてもらえるだろう。

ついでにいわせてもらえば、夢をみるとは、すなわち眠っている間に想像したり創造したり感じたりすることである。そんなことを可能にしてくれる驚くべき脳の仕組み、信頼して任せておける自動能を持った脳の仕組み、そういう一連の脳の仕組みそのものが〝わたし〟なのである。

私たちは、脳が生み出す主観性によって、自分は常に自由な存在であると当然のように思っている。自由といっても、私たちが思うほどにたくさんの選択肢が与えられているわけではない。だがその少しばかりの自由が、私たちにどれほど多くを可能にしてくれることか！

夢見と覚醒の関係

さて、このあたりで夢見と覚醒の相関にあらためて目を向け、これに関して私のいいたいことをはっきりさせておきたい。それは、この相互関係は連続的、部分的、統計的な関係だということである。

脳の状態は、ある状態から次の状態へと連続的に変わっていく（連続的）。そして、それに伴って情報処理モードも徐々に変わっていくのである。

さらに、連続して徐々に変化する神経修飾の作用は、すべてのニューロンに一様に、しかも同時に及ぶわけではない（部分的）。

以上は、脳幹の調節システムの神経生物学的研究によって得られた一般的な概念だが、これは〝夢見〟だけでなく〝精神全般〟を考えるにあたっても大きな意味を持つ。

目覚めているときや夢をみているときの精神の状態は、そのときの脳の状態と同様、詳細はまことに多彩である。

たとえば目覚めているときの知覚は、内からも外からも引き起こされる。目覚めているときの意識に、幻覚に近い空想状態が入り込むこともあるし、反対に現実の汽車の汽笛や電話のベルが夢に取り込まれることもある。だが知覚が内から生じる確率と、外から引き起こされる確率は、目覚めているときと夢とでは反比例の関係にある（統計的）。

つまり、目覚めているときに入ってくる外からの刺激は、夢をみているときとは比較にならないほど的確に読み取られる。一方、夢をみているときの内的刺激（脳内で発生した情報）は、目覚めているときよりもはるかに幻覚を生じやすい。

そしてこういった確率は、マウントキャッスルのいう「脳の中の脳」である神経修飾機構によって設定される。

この対照性の背景にある仕組みは、じつは非常に重要なのである。私たちの狂気と正気が深く関わっているからだ。ある種の精神障害を治療するのに現在使われている薬物は、いずれも神経修飾物質になんらかの形で働きかけるものだ。しかも多くの場合、薬物と修飾物質とが協調して、脳のバランスを覚醒の側、あるいは夢見の側へ移すことで治療効果を出しているのである。

微小刺激によるレム睡眠の誘発

脳幹のセロトニン細胞群およびノルアドレナリン細胞群の活動は、微小電極で記録され、睡眠周期をとおしてどのように変化していくのかが突き止められた。そうなると、当然、次に考えられるのは、この自然の活動に実験的に手を加えるとどうなるかだ。この実験には微小刺激というテクニックが応用された。

その結果、脳幹のもう一つの神経修飾系であるアセチルコリン細胞群についても、いろいろおもしろいことがわかってきた。

アセチルコリンは、動き、すなわち筋線維の電位を変動（脱分極）させて収縮を起こし、その結果、筋肉を活動させる物質として古くから知られていたが、いまでは、筋肉だけでなく脳の状態を操作するのにも中心的役割を演じていることがわかっている。

アセチルコリン細胞群は、目覚めているときにもレム睡眠時にも発火するが、これが両方の状態でみられる活発な脳波パターンに関係していると考えられる。レム睡眠中にはアセチルコリン細胞の興奮性はあきらかに高まっているが、それはセロトニン細胞からの抑制が低下するからだ（93ページで述べた、セロトニン細胞がレム睡眠時に沈黙することを思い起こされたい）。要するに、電気的にはレム睡眠時の脳は目覚めているときと大差なく活性化されるものの、その背景にある脳内化学物質の様相は大きく異なるという点に留意していただきたい。

これに関しては、微小刺激法を使った実験が見事に確認してくれた。

ごく微量のコリン作動性物質（訳注：アセチルコリン細胞の活動を活発にする物質）を脳幹の橋と呼ばれる部位に注入すると、間違いなくレム睡眠が誘発される。さらに、橋のどの部分に注入するかによって、レム睡眠の増強パターンが異なる。

たとえばネコで、橋網様体の中央より偏った部位に注入すると、薬理作用のない物質のときと比べて、ずっと早く眠りに落ちた。さらに、眠りに落ちた後でレム睡眠に入るのも早いし、レム睡眠もはるかに長く続いた。普通ネコのレム睡眠は一回に四〜一〇分くらいだが、この部位をコリン作動性の薬物で刺激すると六〇〜七〇分も続く。長さだけではなく、レム睡眠の深さも、それら薬物によって増強され、急速眼球運動（レム）もより多く観察された。

この実験で私たちは、化学物質を使って人工的に夢を作り出したのだろうか？　残念ながらネコはこの疑問に答えてくれない。ヒトでもよく似た効果がえられることがわかっているが、いまのところ私たちにいえるのは、「レム睡眠が増強されれば夢もよくみるようになる」ということくらいだ。

科学者である私たちは、夢は超自然的な何かではなく、すべて脳内化学物質の仲介のもとに脳が作り出すものだと考える。この実験で私たちは、化学物質を使ってその手助けをしたというわけである。

もっとも、コリン作動性薬物によってレム睡眠が増強されるという実験結果は、すぐに受け入れられたわけではない。さまざまなコリン作動性あるいは抗コリン作動性薬物を使ってその結果を裏付ける必要があった。

たとえばアトロピンなどの抗コリン作動性薬物で処理すると、コリン作動性薬物によるレム睡眠増強効果はいずれも遮断されてしまう。それとは逆に、ネオスチグミンのようなアセチルコリン分解酵素の働きを阻害する薬物を使うと、レム睡眠を増強させる。この結果から、アセチルコリンは、ノルアドレナリン細胞とセロトニン細胞が活動しない状況の下で、レム睡眠の夢を生み出す仲介役だといってよいだろう。

　こうした実験結果は他の研究者たちによっても再現され、いまでは広く受け入れられている。夢の科学も、脳科学としてしっかり受け入れられるようになってきた。

　ただし、こういったことがレム睡眠の役割を考えるうえでどのような意味を持つかは、また別の問題である。レム睡眠中に、セロトニンやノルアドレナリンが沈黙した状態でアセチルコリンが独り舞台を演じることは、記憶や学習にどんな影響をもたらすのか？

　アセチルコリンが記憶や学習に関与していることは、ずっと以前からいわれてきた。

　前節で、覚醒と夢見の相関は連続的、部分的、統計的だという私の考えを述べたが、これに矛盾しないある仮説が、このようなレム睡眠時の諸現象をヒントにして浮かんでくる。記憶の断片はアセチルコリン存在のもとに引き出されるが、ノルアドレナリンやセロトニンなくして新しい記憶は作れない、とは考えられないだろうか。

　ところで「橋のどの部位にコリン作動性薬物を注入するかで、レム睡眠の増強パターンが異なる」と先に述べた。実際、橋のもっとも端の部分（橋の背側部）――このすぐ近くにアセチルコリン細胞群が認められる――に注入すると、ずいぶんと異なった、示唆に富んだ現象が生じる。レム増強がすぐには現れず、遅れて出現するのだ。

　これは思いがけない結果である。なぜなら、それまで私たちは、急速眼球運動（レム）を引き起こすのはPGO波ではないかと考えていた。しかし薬物刺激によってPGO波はただちに出現するのに、引き続いてレム増強は起こらないからだ。このことから、レム増強はPGO波によって引き起こされているのではないことがわかる。

加えて、このようにPGO波とレムとの一時的な分離によって、遅れて出現するレムの増強は非常に長引く。網様体のより中央寄りへの注入では、増強が四～六時間、背側部への注入では六～一〇日間も続くのである。

このような実験結果が実際のところ何を意味するのか、私たち自身、ほんのわずかずつ理解を進めている段階である。そして、どうも夢の理論というよりは、分子生物学の方向へと引っ張られているように思える。それはこのことだけではない。睡眠・夢研究の分野で起こっているさまざまな動きを考え合わせると、レム睡眠とDNAという半世紀前の別々の大発見が、いままさに合流しようとしているのを実感する。

ちなみに、私たちは次のように考えてみた。

脳幹の橋網様体には、コリン作動性薬物の刺激によってすぐにレム睡眠が出現し、さほど長い間続かない増強効果を生じる〝誘発ゾーン〟がある。一方、先ほど述べた背側部では、低めのPGO波がすぐに現れて、長引くレム増強がみられたが、ここは〝調節ゾーン〟ではないのか。調節ゾーンにはコリン細胞が含まれているが、誘発ゾーンには含まれないのではないか。

正常な状態では、レム睡眠（そして夢）の延べ時間や、それがいつ出現するかといったことは、

精神機能	相違	推測される原因
感覚入力	遮断されている	シナプス前抑制
知覚（外的）	弱まる	感覚入力の遮断
知覚（内的）	強まる	感覚表象を蓄積しているネットワークの脱抑制
注意	低下	アミン作動系の調整低下
近時記憶	弱まる	アミン作動系の調整低下のため活性化された表象が記憶に再興されない
遠隔記憶	強まる	記憶関連の表象を貯蔵するネットワークが抑制を解かれ、意識に入りやすくなる
見当識	一貫性がない	方向性の定まらない内的な信号がコリン作動系によって発現
思考	その場しのぎの推論、論理的融通性に乏しい、過剰な連想思考	注意、記憶、意志の低下により、順序だった、あるいは規則性を持った思考ができなくなる
洞察	内省に乏しい	注意、記憶、論理がうまく働かないため、二次的、三次的に秩序だった表象の形成機能が弱まる
言語（内的）	作話傾向	アミン作動系の調整低下のため、論理性を無視した話が展開される
情動	挿話的（夢の筋に直接関係なく）に強い	扁桃体およびそれに関連した側頭葉の領域がコリン作動系によって強く刺激され、アミン作動系が弱まった状況下で情動の嵐を巻き起こす
直観・本能	挿話的に強い	視床下部および辺縁系がコリン作動系によって強く刺激され、固定的動作パターンを作るプログラムが作動する。こういった動作は架空に体験されるが、現実には実行されない
意志	弱い	トップダウン的に行われる運動コントロールおよび前頭葉の指令機能が、抑制を解かれ活動が高まっている皮質下のネットワークに対抗できなくなっている
出力	遮断されている	シナプス後抑制

表2　睡眠時の精神機能——覚醒時との違いと推測される原因

たくさんの細胞群、とりわけアセチルコリン細胞の興奮レベルによってコントロールされている。そしてその興奮レベルは、多種多様な遺伝的要素によって、あるいは私たちが行ったような実験によっても左右され、個々の睡眠における長期的、短期的な違いの一因となっている。

さらに、こういった違いが、正常な発達、学習、記憶、はたまた気分や気質・気性といったものにまで関連しているのである。脳―心は、コリン作動性機構がある限度内で作動するときにのみ、まともに働いてくれる。このような枠を設定する生体の仕組みや行動の仕組みが存在するはずだ。そしてこのような仕組みが、ここで取り上げた〝コリン作動性物質微小刺激によるレム睡眠誘発〟説をとおせば、わずかながらみえてくるのである。

いまや、夢をみているときの精神状態を細かな精神機能に分類し、それらを丹念に考察していくようになってきた。そうした観点から分類した精神機能と、推測される脳の状態を前ページの表2に示す。

コラム4 動物も夢をみるのか？

動物は、たとえ夢をみたとしても、それを報告することはできない。しかし、動物にもヒトと同じように睡眠中の脳の活性化がみられるかどうかがわかれば、その活性化の背景にある仕組みもヒトと同様に働いていると、かなりの自信を持っていえる。そしてヒトを含めたすべての哺乳類で、睡眠中に脳の活性化がみられるのである。

もっとも、動物が夢をみるかどうかに答えるには、もう一つの問いかけが必要だ。動物は〝意識〟を持つか？　これをめぐってはまだ熱い議論が戦わされているが、ヒト以外の動物も、ヒトのとはかなり異なる、限られた形の意識を持つだろうという点では、大方の意見が一致している。

動物は言葉を持たないので、その意識は命題思考（訳注：「AならB」のように、判断を言葉で表すようなこと）や表象的思考（訳注：たとえば、あたかもそこに人がいるかのように考えるようなこと）といった概念形成能力のない意識であろう。

知覚・記憶・感情は意識の三大要素で、言葉を持っていようがいまいが経験できる。ということは、眠っている間に脳が活性化されているとき、動物がある種の知覚や記憶や感情を経験していると考えても少しもおかしくない。そもそも、かわいいペットが知覚や記憶や感情を持っているのかと疑うような飼い主がいるだろうか？

第5章 なぜ夢をみるのか？

なぜ夢をみるのか？　この疑問に対しては、生理学に基づいた答えなら、すでに出ている。脳が睡眠中に自己活性化し、それに伴って夢をみるのである。ただしこの答えは、心理学の分野でよくいわれてきた理由とは大きく違う。

前章では、夢の他にもレム睡眠の生理についていろいろとみてきた。たとえば、目覚めているときと変わらないくらいの強い脳の活性化を伴うこと、すべての哺乳動物に存在すること、遺伝的に制御された脳内の化学システムによって、入念に調節されていること、などである。

こうしたことから、レム睡眠が哺乳動物の生理にとって重要なのは間違いないことがわかる。レム睡眠の保存法則とでもいおうか、哺乳類では種を超えてみられる現象だが、種によってそれぞれの長さや深さがあり、脳の発達段階によってもその現れ方は異なる。

この章では、発達段階をつうじてみられる変化、あるいはレム睡眠を妨害するとどういう影響が出てくるか、といったことをとおして、睡眠と夢の必要性を検討していこう。

赤ん坊は夢をみるのか？

レム睡眠時の体の動きを観察するのに、ヒトの新生児は格好のモデルとなる。アセリンスキーが幼い被験者たちから学んだ（67ページ参照）ように、赤ん坊では入眠期にも急速眼球運動（レム）が発生するというのも一つの理由だが、脳が活性化するときの脈打つようなリズムに伴う体の動きが、大人ほどには抑制されておらず、はっきりと目にすることができるからだ。

その結果、新生児（ヒトだけでなくどんな哺乳動物でも）では、手足や胴の部分がぴくぴくと、それもかなり激しく動いたり、それとともに顔の筋肉が表情豊かに収縮するのがみられる。まるで夢の中の情動がそのまま読み出されているかのようだ。

レム睡眠時の新生児の表情としては、快感、恐怖、驚き、嫌悪が観察できる。しかし実際にこういう情動を感じているのか？　このような情動は夢を構成する基本的要素なのか？　そもそも、赤ん坊は夢をみるのか？

――こういう、言葉ばかり先走りするような質問に対しては、「わかりません（わかりえない）」

と科学者としては答えるしかない。科学者としてではなく、どう思うのか、と聞かれれば「十分ありうるね」と答えるだろうが。

ヒトの胎児はかなり初期から、子宮の中で自発的なまとまりのある動きをしている。妊娠三〇週目には眼球（急速眼球運動）、顔面（原始的情動？）、四肢（原始的な歩行運動？）の運動が観察される。

こういった観察結果は、脳—心を、そしてその発達を考えるうえで大きな意味を持つ。自然は自らが作り上げたもっとも複雑精緻《せいち》な作品に〝自己活性〟という手段を授けたのである。神経生理学者のリナスは最近の著書『渦動から現れる自己（I of the Vortex）』で、内部から生じる動きは「自分が自分であるという根源的な自己意識」にとって不可欠なものであろう、と述べている。

そう、ヒトは眠り、たぶん夢をみる。すると必然的に、脳とともに根源的な〝わたし〟という感覚も再活性される。その〝自分が自分である〟感覚は、本質的に備わった動きを生みだすという能力に埋め込まれているというのである。ヒトは、運動および感覚運動性の知覚に関して、すでに相当な才能を持って生まれてくる。往々にして真に迫った生々しい体験である夢が、そのことを思い起こさせてくれる。

さらに推察を進めれば、ヒトは毎晩、眠り始めて九〇分後に、たっぷり二時間は〝蘇《よみがえ》る〟ともいえる。

いま一つポイントがはっきりしないだろうか？　これまでに何度も触れた夢の〝形〟という概念をもってすれば、夢の空間で歩いたり走ったりする感じ、つまり架空の動きは、リナスの説を支持するうえでの核心であることがわかる。時、場所、人物が変幻自在な夢の中で、一つだけ安心して頼れるとすれば、〝わたし〟という自己が常に渦（すなわち夢）の中心にいるという感覚だ。

次にあげたのはこれまた非常に奇妙な夢の記録だが、同時に、夢をみている当人が夢の空間を執拗《しつよう》に動いている様が描かれている。ホテルだろうが、寺院だろうが、はたまたバーモント州の丘の斜面だろうが、私は絶えず動いたり、みたり、何かに気づいたり、話をしたりしている。

夢番号⑥　一九八四年六月一八日　探し物

テーマはおおむね〝探し物〟ということになろうか。私は何かを探していた。物なのか、道や方角なのか、あるいは何かをするための方法なのか、とにかく探していたのだ。

場面の一つはレストランだ（ホテルのレストラン？）。例によって、部屋の様子やどの階にいるかとか、誰がいたのかなどははっきりしない。どうも同窓会の席のようだ。というのは、ハーバード出身の人たちがそこにいたからだ。だからといって特定の誰ということでもない。

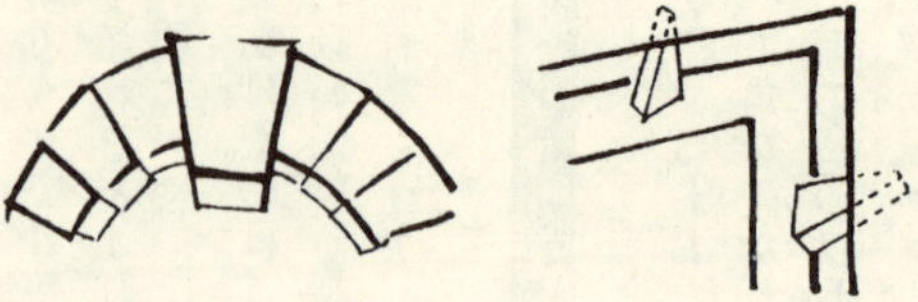

私はロビーに引き返さなくても直接外に出られる裏口を探していた。いくつもドアを開けたが、その先はいずれもドアではなくて窓だった。しかも開かないように外側から羽目板が取り付けられている。みると窓枠と羽目板の間に木製のくさびが挿し込まれている。ずいぶん手の込んだ仕掛けだが、いったい何のためのものだろう。おかしなことに、羽目板も隙間なく取り付けられているのではなく、かなり間隔があいている。

結局、近道するのはあきらめてロビーに引き返した。

次に、古典様式の寺院へと場面は移った。ギリシャ建築、あるいはエジプト建築か。石のアーチの下を狭い階段が通っている。アーチ中央の要石《かなめいし》がひときわ目を引く。ハーバードで学んだり仕事をしていてありがたいと感じるのは、いつも美しいものに触れていられること。そんな思いが浮かんだ。前の場面からこの場面に移ったわけがなんとなく理解できる。

だが突然、私は雪に覆われたバーモント州の丘を登っていた。今度はある老女を探している。

雪はオフホワイト色をしており、動物のフンでも埋もれているのだろうかと思った。そう思いながらも、喉が渇いていたので雪を少し食べることにした。何の味もしない。

　次に、私は誰か（近くに住む知り合いのマーシャル・ニューランドのようにも思える）とその老女のことを話していた。彼女はまだみつかっていない。彼はそのときの私の状況に対し、いかにもバーモント風の格言めいたことを口にした。「探し物はみつけにくい、だが、たどり着きさえすれば必ずそこにある」。どうも粘り強ければ必ず報われる、というような意味らしい。


場所も行動もめまぐるしく変わっていく中で、夢の中の〝わたし〟は不思議なくらい何の不安もない。それにこのような生き生きとした夢らしい夢にはつきものだが、何とも奇妙な思考の欠落がこの報告からも読み取れる。

　このように考えると、私たちがここで話題にしている〝発達〟の過程にとって重要なのは、認知や思考ではなく、感覚運動性の活動ではないかと思えてくる。いいかえれば、〝わたし〟という感覚はまず動きと結びつくことで現れる。そしてこの段階を経て初めて、思考の中に複雑な形で表現されるのであろう。

胎児は夢をみるのか？

妊娠三〇週目のヒトの胎児は、母親のお腹の中でほぼ二四時間、脳が活性化された状態で過ごしている。初期段階のレム睡眠だ。生まれる頃にははっきりしたレム睡眠がみられ、一日一六時間以上といわれる新生児の睡眠時間の半分を占める。つまり毎日少なくとも八時間、脳は外界から切り離されたオフライン状態（しかも自動的に活性化された状態）に置かれることになる。

これはなぜなのか、じっくり考えてみてほしい。たいていは「脳の発達のために必要なのだ」という答えが返ってくるが、具体的にはどういうことか。心を形成するため、すなわち、できるだけ効率よく動ける自分に、そして特有の自己を備えた自分になるためだろうか。

「運動活動は自己という感覚を形成するうえで不可欠である」――この説が間違っていなければ、赤ん坊が夢をみるかどうかは大した問題ではないのかもしれない。問題にすべきは、〝わたし〟という主体性あるいは主観性は、動きの能力の一部として発達するという、そのことであろう。

ともあれ、乳幼児期の夢では、〝願望充足〟などといったご大層な意味があるとする精神分析的解釈をきっぱり否定することはできる。乳幼児期のレム睡眠の体の動きと情動は、心理学でいう〝防衛〟どころかまったく逆――何度も繰り返すことでより効率的な動きへ、自己組織化され

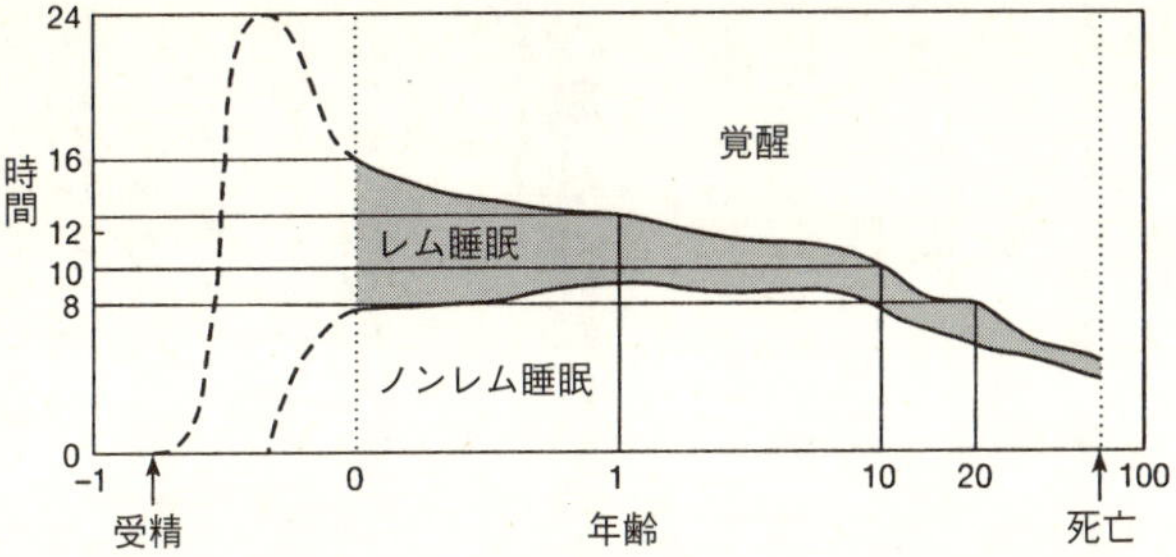

図5　一生をとおしてみた覚醒、ノンレム睡眠、レム睡眠の割合の変化。子宮内の初期の発達段階（点線部分）では、これらの状態がどのように変化しているのかはよくわかっていない。ただし未熟児から得られたデータによると、妊娠26週では１日中レム睡眠に費やされていることが推測されている。生後26週頃から睡眠総量が減りはじめ、その減少傾向は死ぬまで続く。

た行動へ、と目標を定めた〝攻め〟なのである。

図5に、ヒトの一生を通して睡眠・覚醒パターンが大きく変化する様子を示す。

なぜ赤ん坊はこれほどたくさんの時間をレム睡眠に費やすのか？　発達とともに、レム睡眠を減少させるのは何か？　こういった疑問は重要だが、発達という観点からの睡眠科学はまだ揺籃期《ようらんき》にあり、明確な答えは出ていない。

とはいえ、以下のような生物学的事実が答えを握っている可能性は高い。

① 生存に直結したもっとも基本的な調節機構（体温、循環、呼吸など）の座として、脳幹は上位の脳よりも早く発達しなければならない。上位の脳、すなわち視床を含む中脳や、皮質を含む前脳は、意識の出現を支える後続の構造である。

② 身体内部の自発的な活性化を仲介する脳幹

のコリン作動性機構（アセチルコリンを介する）は、アミン作動性機構（セロトニンやノルアドレナリンを介する）よりも早く発達しなければならない。アミン作動性機構は、睡眠よりも覚醒が優先されるのに伴って必要度を増す。

③　セロトニンやノルアドレナリン以外の生理活性アミン（ドーパミン、ヒスタミンなど）を伝達物質とする機構は、さらに遅れて発達する。乳幼児の睡眠、とくにレム睡眠が、大人になるにつれて四分の一にまで減少する背景には、遅れて発達するこれらの機構が関与している。

睡眠はどれだけ必要か？

どのくらいの睡眠が必要か？　もし必要量が取れなければどうなるのか？　こういった質問には、各自が各様の立場で答えるしかない。ただし、留意すべき点が二つある。

第一に、睡眠はさまざまな生物学的要素によって大きな個人差がある。一日に四〜六時間しか眠らない人もいれば、八〜一〇時間以上眠る人もいる。六〜八時間が大多数の大人の睡眠時間とされているが、それも、いつもというわけではない（図6）。体重と同じように、健康状態、社会的な習慣、気候、個人的な体験などいろいろな要因がからみ合って変動する。

第二に、たとえほんのわずかしか眠らなくとも、私たちはじつにうまく適応できる。つまり融

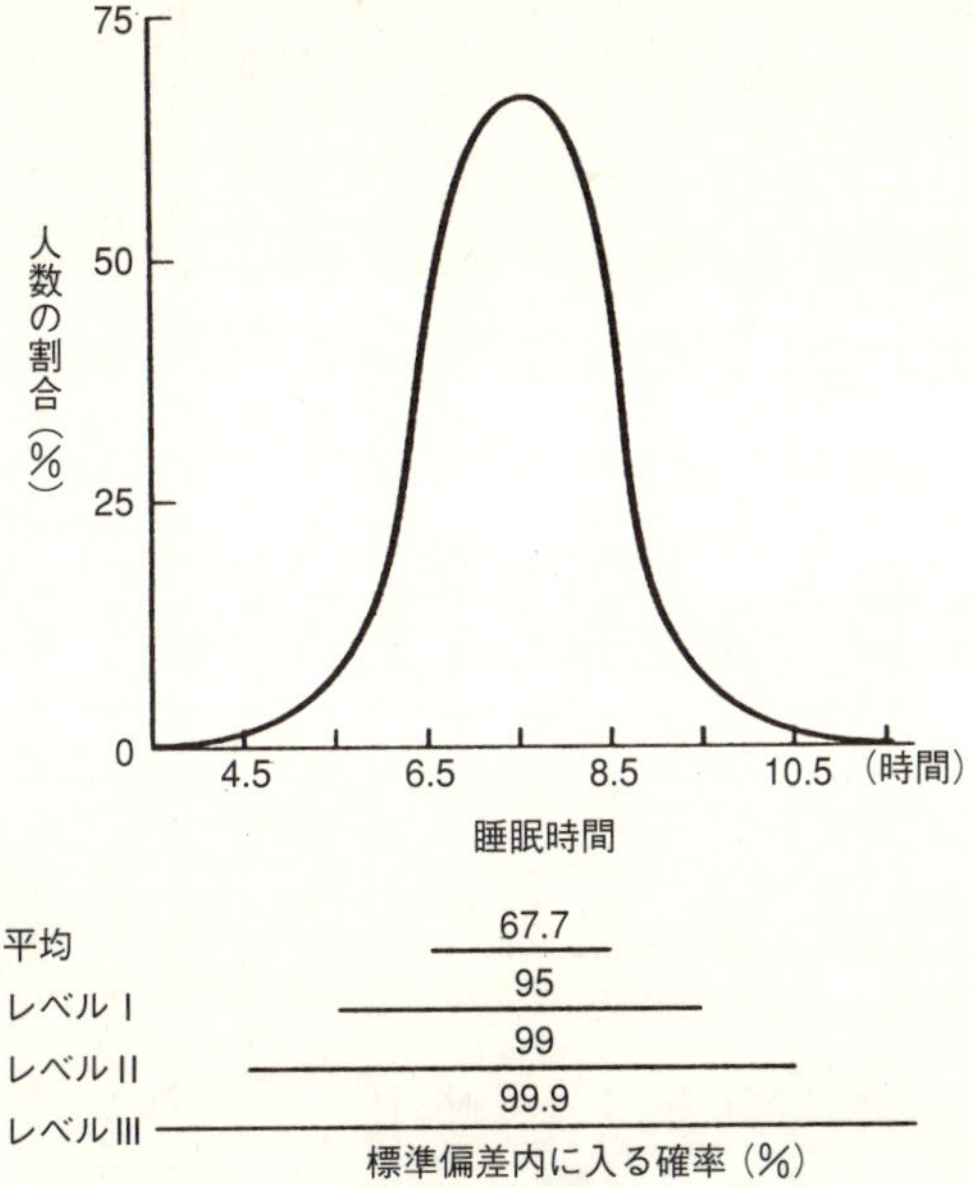

図6　すべての生物学的機能と同様に、睡眠時間も個人によってさまざまである。睡眠時間を横軸に人数を縦軸にしてグラフを描くと、ベル形の曲線になる。平均からⅠ、Ⅱ、Ⅲの標準偏差内に入る確率を下に示した。これら標準偏差をはずれる超短眠者、超長眠者が1000人に1人いる。

通がきくようにできている。とくに何か大事なことに直面している場合はそうだ。どうしてもやりたい、あるいはやらなければならないとき、睡眠時間をきりつめてへとへとになった脳から知恵をしぼり出すことだって可能である。

ところで、冒頭の質問に対する私の答えはこうだ。

現在の私は八～一〇時間の睡眠を必要とし、これだけ眠っても十分という感覚はない。だが若い頃には四〜六時間の睡眠でもやってこられた。勤務医かつ睡眠研究者として、時には三六時間一睡もせずに仕事を続けることもあった。

しかし置かれた状況はどうであれ、睡眠を減らすと集中能力が弱まり、まとまりのある効率的な精神活動ができなくなってくる自分に気づいていた。読むにしろ書くにしろ、話すにしろ聞くにしろ、とにかくよく眠らないとだめなのだ。そのことは自分でもよくわかっていたので、十分な睡眠を心がけていた。

睡眠不足にストレスが重なったときには、あるいはどちらかだけでも、いっそう奇妙で鮮烈な夢をみることが多い。この章の初めに出てきた夢日記⑥もそういう状態でみた夢だ。

かつて、睡眠不足の害と眠ることの有益性を、睡眠実験室の研究から証明しようと多くの試みがなされた。しかしなかなかうまくいかなかった。なぜそんなにむずかしかったのだろう。一九六〇年代にまでさかのぼればそのわけがわかる。レム睡眠の発見により堰《せき》を切ったように睡眠実験が行われた時代である。

睡眠実験が続々と始まったのはよいことだったが、科学にうとい精神分析の立場からの欠陥アイデアに基づく実験も少なくなかった。たとえば断眠実験ならぬ〝断夢実験〟がさかんに行われた時期があった。夢とレム睡眠の関係が緊密なので、ともすれば夢＝レム睡眠のようなとらえ方がなされたのである。レム睡眠を奪えば夢を奪うことになる、というわけだ。

これは、かなり正しいが、まったく正しいとはいえない。夢は、通常、寝入りばなやノンレム睡眠時にもみるというのが正解である。ちなみに、レム睡眠を不足させるとこの傾向が強まるかどうかを調べた人はいまのところいない。

当時、デメントとその同僚の精神分析学者にして神経科学者のフィッシャーは、夢（実際にはレム睡眠）を奪うことによって、異常な精神状態が引き起こされると主張した。夢は衝動の放散、つまり精神的なガス抜きの役を担っているというのがその理由だ。しかも夢にしかこの役は果たせないという。

いうまでもなく、長引く断眠で異常な精神状態になる被験者もいた。実際、その当時この分野にいた人であれば、被験者の学生が、一〇日間のレム断眠後にひどい錯覚や幻覚などの精神の異常をきたした、などという話を聞いたことがあるにちがいない。ディスクジョッキーのピーター・トリップが、七二時間ぶっ通しで放送を続け話題になったことがあった。浮かれ調子のいつものおしゃべりが、だんだんとこわばった妄想的なそれへと変わっていったのを覚えている（訳注：トリップは一九五九年に、それぞれ五日間と九日間の不眠の放送をした）。

振り返って、当時のこうした実験が倫理的にどうであったか考えると、大いに首を傾げざるをえない。そもそも、長時間の断眠が狂気を引き起こすであろうという仮説が、この実験を行う前提なのである。その分野の研究が当時もいまもはっきりしないのは残念だが、だからといって自分自身や他の人たちを危険にさらすつもりは、私にはない。

こういった実験に懐疑的だったカレスのような学者たちは、もっと慎重な方法でこのテーマに取り組んだ。そして、ヒトは通常、睡眠不足に対して驚くほどの適応力を持っていることを、再現性のある研究結果で証明してみせた。

心理学テストを使って睡眠不足の影響を測定した結果、レム睡眠だけを選択的に不足させた場合と、睡眠全般を不足させた場合とに違いはみられなかった。またテストの結果では、両者ともほんのわずかな成績の低下が認められたにすぎない。

こういう研究結果から、レム睡眠（あるいは夢）が、精神の均衡を保つのに何か特別な意味を持つとはいえないことになる。夢をみないと、ジレンマや葛藤などの心的圧力が高まって狂気を引き起こすという、何とも無邪気な説も、もちろんこれらの研究結果とは相容《あい》れない。

だがカレスたちの研究は、睡眠が心の健康に影響しないとしたわけではない——そのように受け取った人もたくさんいたようだが。睡眠が時間の無駄であるかのように軽視する傾向は、私たちの文化にいまなお色濃く残っている。精神的、肉体的、あるいは物質的な成功を果たすために、寝る間を惜しんで努力するのをよしとする文化である。

アメリカでもっともすぐれた業績を成し遂げた人は？　こう聞かれてよく登場するのが、電球を発明したトーマス・エジソンだ。彼は、わずかな睡眠時間で非常に高い生産性を保てる自分の能力に誇りを持っていた。おそらくわずかな時間で眠り足りる脳に恵まれた人だったのだろう。それが私たち凡人よりはるかに活動的で創造的な生活を可能にしたともいえる。

しかし、エジソンのような人たちがいるかと思えば、いくら眠っても眠り足りない、したがって医学など目指すべきではない人たちもいる。しかしそういう長眠者たちは、感覚の鋭さや感受性の強さ、自己を感じたり追求したりといった能力を生まれながら持ったことを感謝すべきだろう。詩人や作家には、日が高くなるまでベッドの中にいるような生活が性にあっている人が多い。プルースト、コールリッジ、グリーンなど世界的に有名な人たちがそうだった。

三人とも眠りや夢を積極的に讃《たた》えた。そして自分なりの価値を追求する術や自己の内面をみつめる文化、果てはそれらを凝縮させた物語文学を築こうとしたのである。それはまさに、電球に負けず劣らず、世の中が必要としたものではなかっただろうか。電球によって明るく長くなった夜に、私たちは何をするのか、何を読むのか、ということを考えてみればわかるだろう。

脳－心の認知機能にとって、睡眠はうわべだけの疲労回復剤ではない。それをこの章の残りのページでみていこう。眠りが生きていくうえで不可欠、それも心理学が思いもよらなかった意味で不可欠であることを知ってほしい。

睡眠は生存に不可欠か？

哺乳動物として私たちヒトが生きていくためには何が必要か？　食べること、そして食べ物から得たカロリーをエネルギーに変換すること。加えて天敵に食べられないようにすること。とくに、たとえば夜など、無防備になっているときはそうだ。

ここまではすんなりわかってもらえたと思う。要するに「食べなければならないが、食べられてはならない」のである。

しかし、これだけでは十分とはいえない。効率的に機能するには、ほどほどに暖かく（あるいは涼しく）身体を保たなければならない。そのためには深部体温の日内変動をかなり狭い範囲に抑える必要がある（プラス・マイナス〇・八三度C以下）。

体温が上がりすぎると脳はうまく働いてくれない。たいていは眠ってしまうことになる。発明王エジソンを育てた文化とはちがって、暑い国にシエスタとよばれる昼寝の習慣が多いのはこのせいだ。

反対に、体温が下がりすぎても脳の調子は狂ってしまう。ひどい寒さにさらされ続けるとどうなるか。登山家のあいだで、次のような語呂合わせの暗記法がある。「最初はモタモタ、次にブツブツ、それからヨロヨロ、最後にバッタン（fumble, mumble, stumble, tumble）」（訳注：体温が低下するにつれて現れる症状）。

テクノ王国の百獣の王である私たちヒトにとって、いまさら「天敵」だとか「食べられる」だとかいわれてもぴんとこないかもしれない。だが、緊張に満ちた都会の生活を思い浮かべてみるとよい。物騒な地域など夜には怖くて歩けもしない。感染の脅威はどうか。肺炎に冒されないように、また腸に棲《す》みついている微生物（通常は消化を助け、食べ物のほんの一部のおすそ分けにあずかっているだけ）が血液に侵入しないように絶えず戦っている。また、恐ろしいウィルス軍団（インフルエンザ、Ｂ型肝炎ほか）の侵入を防ぐべく免疫機構も休んではいられない。

これらが人間にとっての天敵、シマウマにとってのライオンのようなものである。

このような体温調節機構や免疫機構が、極度の睡眠不足によって深刻な影響を被ることがわかってきた。シカゴ大学は一九五〇年代初期の睡眠科学発祥の地であるが、そのシカゴ大学のレヒトシャッフェンらのグループが、ラットを使って行った比較的最近の研究をみてみよう。

二匹のラットを一組として、一匹はほとんど眠らせないようにし、もう一匹は自由に眠らせた。断眠ラットに最初に欠陥が現れるのは決まって皮膚だ。ただれや潰瘍《かいよう》など、とにかく組織の連続性が失われる。

断眠二週間ではこの傾向に加え、どうにかして身体を暖めようとする行動がみられる。ケージの中でいつもいちばん暖かい隅っこに身を置こうとする。

引き続いて体重の減少が起こる。信じられないくらい食べても食べても減っていく。断眠ラットのエネルギーが身体を暖めることにばかり向けられたためだろう。

やがてその体温調節の機能も失われていく。ヒトは夜ごと眠るたびに体温調節の機能をリフレッシュしている、と改めてこの実験から感じる。そして体温調節は、哺乳類が適応していくための本質的な機能であり、脳の働きもその延長線上に依存する。適切な睡眠なくしては、体温の調節も脳の働きも維持できないということだ。

実験開始から三〜四週間後になると、断眠ラットは次々と死に始めた。食べ物は十分与えられていても、代謝的には飢えている状態で、もはや感染を防ぐことができずに死んでいった。しかも原因はラット自身の腸に棲息するバクテリアだ。普段はおとなしい共生菌が反旗をひるがえしたというわけだ。

断眠以外は同一条件の対照ラットは、毛並みも肉付きもすべての面で良好であった。念のため付け加えておくが、これらはあくまでも極端な条件下での実験結果である。しかも目にみえてひどい影響が現れてきたのは、二週間という長い断眠の後であった。加えて少しばかりほっとするのは、実験経過のどの段階であろうと、断眠を中止すると完全な回復がみられたという事実である。

たしかに、この断眠実験のようなことが私たちに起こるとは考えにくいが、睡眠と健康を考えるうえで、この実験結果が無関係だとはいえない。とくに少しばかり睡眠不足が続いただけで風邪をひいてしまうような人たちにはわかってもらえるはずだ。

眠ることで断眠ラットのようにぼろぼろにならずにすむのは、睡眠により脳の中で化学的、電気的な変化が起こり、ひいては私たちを健康に保つべく脳の状態が変わっていくからではないのか。そもそも人間の眠りへの欲求は、何が何でもかなえなければならない欲求である。当然、生存のための重要な役を果たしていると考えられるだろう。

では夢をみることと体温調節とには、どのような関係があるのか？　この疑問に対しては、体温調節もレム睡眠（そして夢）も哺乳類にのみ備わった機能だから、両者の間に何らかのつながりがあるにちがいない、というのが私の答えだ。

〝何らか〟とは何だろう？

食べ物を探してそれを食べる。これは目覚めていなければできない行動である。つまり脳は活性化していなければならない。目覚めているときの脳の活性化では、ノルアドレナリンやセロトニンのような生理活性アミンを神経伝達物質とする、アミン作動性機構が活躍しており、体温調節もそれに依存していることがわかっている。目覚めているときにする行動は、すべてエネルギーを消費する。そのため、生存に不可欠とはいえ、危険因子でもある。

一方、睡眠中の脳は極めて異なった方法で活性化する。アミン作動性機構はその活動を停止して体温調節もできなくなる。哺乳類の体温調節が働かなくなるのは、レム睡眠中だけなのである。しかし、熱が奪われる心配も天敵に食べられる恐れも少ない巣の中で眠る動物にとっては、レム睡眠中の体温調節は必要ない。

睡眠中の脳の活性化は、アセチルコリン細胞によってもたらされる。すなわちアセチルコリン、およびそれと同様の作用を有する物質で作動するコリン作動性機構が活発になる。これはアミン作動性機構とは逆に、エネルギーを保存するシステムで、ゆえに安全である。

睡眠中に、なくてはならないいろいろな調節機構が態勢を整えなおし、効率よく機能できるのも、コリン作動性機構のおかげである。同時に、脳―心は外界から切り離されたオフライン状態にあり、認知面のさまざまな機能もじゃまされることなく再組織化できる。

アミン作動性機構が一晩休んで力を取り戻すと、翌日その効果が、体温を調節したり情報を獲得する能力の中に現れる。加えて、注意や警戒能力、それに知的分析能力といったものも、当てはめることができよう。

夢の役割は？

「夢は付随現象である」とは哲学者フラナガンの見解である。すなわち、夢にはとくにこれといった役などないということだ。こういわれては身も蓋もないと思う人もいるだろうが、科学的には十分批判に耐えうる見解である。

夢が、起きているときの行動に何か特別な影響を与えるかというと、そのような証拠はみあたらない。たしかに、夢をとおして一筋縄ではいかない情動を抱えた自分という存在にあらためて気づかされることはある。だがそんなことはとうにご承知だ。これこれこういう夢をみた、と思い起こすことがさほど重要であるとは考えられない。世の中にはほとんど、いやまったく夢を思い出さなくとも何の支障もなく暮らしている人もおおぜいいる。

しかし、たとえ夢でする意識体験やそれを想起することが付随現象にすぎないとしても、その現象を生み出している脳の一連の働きは、他にも数々の役を演じていると考えられる。

中でも現在「睡眠中の脳の活性化は、頭の中の情報を整理しなおすため、ある種の不用になった記憶を取り除くため、記憶情報を更新するため、新規の経験を記憶システムに取り入れるため、に必要だ」という説がよく取り上げられる。これについては第9章でさらに詳しくみていこう。

この認知機能に加えて、じつは生涯をつうじての発達にもレム睡眠が関わっているのである。先ほども述べたように、レム睡眠は大人よりも生まれたばかりの赤ん坊にはるかに多くみられる。このことから、睡眠中に脳が活性化することの役割には、脳そのものを構築することも含まれるべきだろう。

ちなみに、言葉を獲得したからといってそこで発達が止まるわけではない。脳と心の再編成や改造は一生続く仕事だ。

こうしたことも、夢の〝形〟に目を向けることで手がかりがみえてくるのではないだろうか。もしかすると、夢がなかなか記憶に残らないのは、体温調節機能が失われるのと同じ理由、つまり、ともに依存しているアミン作動性機構が作動しなくなるからではないか。

夢は往々にして強い情動を伴い、また心理学で過連想ともいうくらい連想性が強い。夢をみている脳は、アミン作動性物質ではなくコリン作動性物質で活性化されているからだ。先ほども述べたように、これによって重要な機能がリフレッシュされるのだと考えられる。

たとえば、うまく生存できるように適切な記憶を引き出してくる能力もその一つだ。この能力は認知機能の中でも基本中の基本といってもよい。そしてその記憶の引き出しに深く関わっているのが、何度も出てきた〝情動の突出性〟、すなわち、その人にとって印象の強い、情動的に突き出た出来事、処理する価値がある事柄である。

情動をいかに適切に発揮できるかは、生きていくうえできわめて大きな意味を持つ。その場の状況を適切に察知できるかどうかの大本《おおもと》には情動の働きがあり、ひいては社会的にうまくやれるかどうかもそれにかかっている。いつ近づくべきか、いつ（性的）関係を結ぶべきか、いつ恐れるべきか、いつ逃げるべきか——を知らなければ生きてはいけないということだ。

生きていくためのこういった〝わざ〟が、毎晩眠るたびに、夢の記憶があろうとなかろうと、脳が活性化されることによってその力を回復する。体温調節と免疫が感染を防ぐのに不可欠なように、逃げる、戦う、食べる、交わることに関わる直観なくしては、生存も生殖もありえないというわけである。

じつは睡眠不足によって認知機能のかなり高等な部分が損なわれる（しかも著しく）のだ。ただし、こういった影響を実験的に示すことができるのは、断眠状態の被験者に相当長いあいだの注意と複雑な思考の積み重ねを要求する課題が課せられたときのみである。

さて、次の第6章では、睡眠中の脳の部分的な活性化が、他にもどんなことを引き起こしうるか、睡眠障害という角度から考えてみよう。

コラム5 夢をみるのは何歳から？

現代睡眠科学の発見の中でもとくに重要なのが、未熟な脳ほど睡眠中に活性化される時間が長い、というものである。ヒトの赤ん坊でも、イヌやネコの赤ん坊でも、成長するにしたがって睡眠中の脳の活性化は減少していく。このことから、夢を生み出す脳の基本的な構造は、生まれてくる時点ですでに備わっていることがわかる。

赤ん坊が夢をみるかどうかについては、「動物も夢をみるか？（104ページ参照）」で論じたように、イエスかノーかで答えられる問題ではない。赤ん坊は意識の発展途上にあり、原始的な知覚や情動や記憶を持ってはいるが、まだ言葉は持っていない。そして命題思考や表象的思考など概念を形成する能力は言葉に依存するのだから、たとえ赤ん坊が夢をみるにしても、その主観的な体験は大人のそれとは大きく質の異なったものである。

子どもの夢に関してその発達を研究している心理学者によると、夢という概念がほんの少し芽生えるのはだいたい三歳くらいからだという。言語および命題思考や表象的思考を獲得し始める年齢だ。幼児の夢はそれから少しずつ複雑さを増し、七歳くらいになると、いわゆる夢の〝形〟をどうにか備えた報告がなされるようになる。

動物についてわかっていることとも考え合わせると、どうやら脳の活性化だけでは夢は生まれないようである。夢をみるには、言語や命題思考・表象的思考を支える上位脳の神経回路が働かなくてはならない。

ヒトの子どもやその他の哺乳動物のレム睡眠は、ヒトの大人に比べてはるかに多い。それなのに幼い子のみる夢はその内容が乏しい。これら両方の事実から、レム睡眠は夢という観点からだけではとらえられない形で、発達に深く関わっていることがわかる。

第6章 睡眠障害・夢障害

夢を生み出す脳のシステムにひずみが生じたり、またそのシステムが暴走すると起きてくる睡眠障害は、現代睡眠科学の大きな関心事である。この章では、医学の領域ともいえるそのあたりに目を向けてみよう。

悪夢と夜驚

本書で繰り返し述べているように、〝夢をみる〟ということを理解するうえで、睡眠中の脳の活性化は重要な意味を持っている。同じことが〝悪夢〟を理解するうえでもいえる。

夢では強い情動、それも往々にして負の情動を伴うことは、これまでにも強調してきた。実際、夢をみていて目が覚めるのは、不安、怒り、恐怖といった感情を伴っている場合が多い。

つまり「何が悪夢を引き起こすのか」とは「何が夢での負の情動を引き起こすのか」と同じ疑問である。だとすれば答えも同じで「脳の活性化、とくに大脳新皮質の下にある大脳辺縁系とよばれる古い皮質領域の活性化」ということになろうか。

同じ脳の活性化といっても、気持ちのよい夢ではなく悪夢を引き起こすのは、どのような活性化なのか? いかにも当たり前の答えだが、悪夢では負の、気持ちのよい夢では正の(つまり好ましい)情動発現に関わる中枢が活性化されるのである。

ところで悪夢と同じように恐怖から目覚める夜驚《やきょう》がある。しかし両者ははっきりと区別される。悪夢は、たいていの人が生涯に一度ならず経験する。普通、レム睡眠中にみている夢で、たとえば何かに追い回され、恐怖にかられて必死に逃げようとしているところで目が覚める。この場合、何者かに襲われ、とにかく懸命に逃走することになるシナリオを頭の中に知覚的に作り上げているのである。悪夢は、夢の内容にふさわしい恐怖という情動の出現といえよう。

図7で示されるように、睡眠中の脳の自己活性化は、レム睡眠でもっとも著しい。

これに対して夜驚は、ノンレム睡眠期にはげしい興奮状態で目覚める。脈拍や呼吸が激しく、かなりの血圧上昇を示すこともある。恐怖で汗びっしょりとなって起き上がったりする。実際、図7からも、脈拍、呼吸、血圧の増加・上昇が、ノンレム睡眠ですでに始まりかけていることが

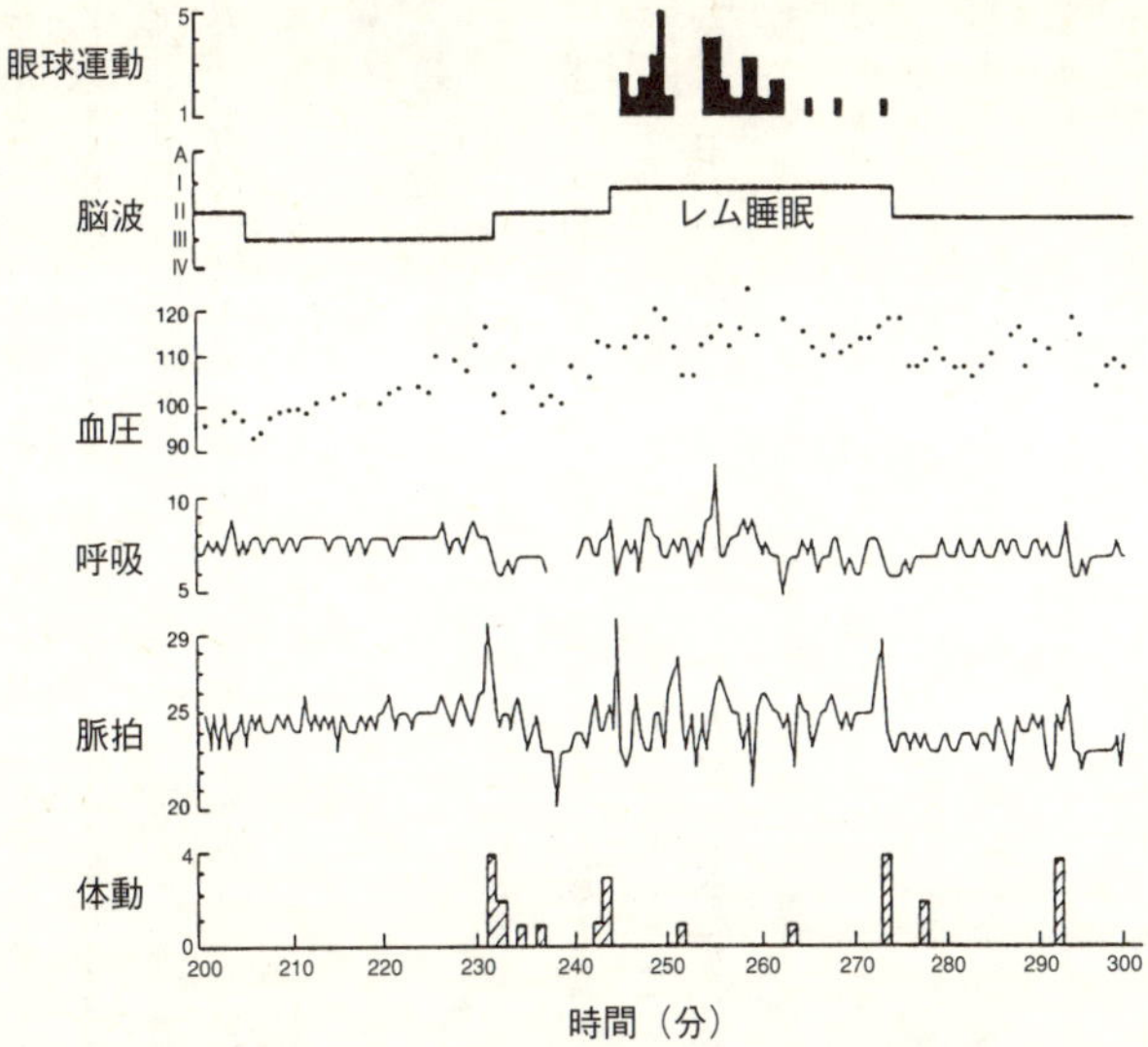

図7　約90分レム睡眠周期でみられる身体的変化

わかる。

ところが夜驚は、レム睡眠期の夢とちがい、ほとんどの場合、そのときどんな夢をみたのかはもとより、そのように自分が目覚めたこと自体も記憶に残らない。夜驚は、眠りからいきなり目覚めるときに起きる、情動それ自体の体験なのである。

とくに心的外傷後ストレスによる夜驚の場合は、その情動体験は、目覚めているときに経験したのと同様のものと考えられる。しかし、そのような情動にふさわしい夢をみているかどうかは別のようである。

睡眠中に脳が活性化される場合、情動発現に関与する中枢は他の部位よりも優先して、あるいは偏って活性化されるのである。これに関しては、第8章で脳の画像データを検討するときにはっきりさせたい。

以上考え合わせると、情動を生み出す脳のシステムを維持することは生存のために必要であり、睡眠中における脳活性化の目的の一つだともみなせる。悪夢もまた睡眠中の正常な現象だといえなくもない。いやはや、怖い夢をみるようにできているとは！

夢中遊行

夢中遊行（夢遊）、寝言、歯ぎしりの三つは、眠っている間に知らずに起きる行動（運動性）で、いわゆる睡眠時随伴症の中に含まれる。ここまでに出てきた多くの疑問に対しても、何度も「睡眠中の脳の活性化」と答えてきて、またかと思われるかもしれないが、ここでもそうだ。これらは三つとも、睡眠中に脳幹の運動パターン発生器（ＭＰＧ）が活性化されることによって起きる行動だと考えられる。

レム睡眠中の夢によく出てくるのが動いているイメージだが、このとき脳内では運動システムが作り上げた架空の動きが、現実の動きとならないように、運動指令が中継地点で抑えられる仕組みになっている。

睡眠中に運動を起こさせない方法には、中継地点での〝抑制〟の他に、運動システムそのものの活動を鈍らせるという方法もある。こちらは眠りに入るときの運動停止の方法で、おなじみだろう。誰でも、動いている最中に眠ろうとはしないはずだ。

つまり私たちは、動いていないことを前提に眠り込むのである。抑制機構のほうが積極的に働くのはそれからしばらくして、レム睡眠期に入って脳が強く活性化されるときなのである。

この寝入りばなや、レム睡眠期ほど抑制機構がしっかり働かないノンレム睡眠期に、皮質下のいくつかの運動中枢が活性化してしまうことがあり、その結果、夢遊、寝言、歯ぎしりという三つの現象が起きるのであろう。

この三つの運動性の現象は「分離している」ともいわれる。普通なら目覚めているときにのみ起きる行動が、睡眠中に起きているからだ。往々にして、脳は起きているか夢をみているかのどちらかだと思われがちだが、じつはそのどちらでもない、中途半端な脳の活性化が起きているのである。動くのには十分だが、目覚めるには不十分というわけだ。睡眠と覚醒、両方の特徴を備えたハイブリッド状態といえるだろうか。

「眠っているのに目覚めている」あるいは「目覚めているのに眠っている」という逆説。これを理解するには、運動というのはいろいろなレベルでプログラムされていることを知る必要がある。

目覚めているときに意識的なコントロールを行っている上位脳は、ノンレム睡眠中には活動水準が下がって脳活動のループの外にあることが多い。この状態で、やはり運動に必要な下位の構造の多くが活性化されたらどうなるか？　その結果は自動運動の出現だ。尿意をもよおし、寝ぼけたまま寝床から起き上がりトイレへ、人によっては花壇へ向かう、そして……。

夢遊中、当人は部分的には目覚めているのだが、上位脳は深い眠りの中である。このことは、睡眠実験室の脳波記録からわかっている。深い眠りのときにみられる大きな振幅の徐波（ゆっくりした波）が、夢遊中も継続して記録される。

夢遊中の人、とくに幼い子どもを起こしてはいけないという迷信があるが、本当のところはどうだろう。「試してごらんなさい」というのが答えだ。たいていの場合、起こそうとしても無駄だし、たとえ目覚めたとしても、そのせいで何か困ったことが起きるという心配はない。

心的外傷と夢

心的外傷は夢にどんな影響を与えるだろう？　これに対しては、「大きなインパクトを与える」というのと「ほとんど影響なし」という二つの矛盾する答えが返ってくる。夢を大きく支配してしまうほどの心的外傷もあれば、ほとんど左右しないケースもある。

それがなぜなのかはよくわかっていないが、次のようなことが手がかりにならないだろうか。たとえば、戦場で猛烈な恐怖を体験して心的外傷を負った人の中には、子どもの夜驚にみられるような強い恐怖の情動で眠りが中断されるケースがみられる。

この恐怖の情動体験が起きているのは、夜驚と同じように、レム睡眠期ではなくノンレム睡眠期だ。レム睡眠期ほどには脳が活性化されておらず、夢をみていないにもかかわらず、強い情動が押し寄せるというわけである。

このことから次のように推察できる。

心的外傷を体験した人が眠っている間に、同じような衝撃的な情動が起こるとしても、ノンレム睡眠期の脳の活性化として処理されてしまえば、眠りが中断されることなく、レム睡眠期に夢を作り出す通常のプロセスのほうは影響を受けない。

こう考えれば、心的外傷を負っても、その体験が夢にまったく出てこないという多くのケースにも説明がつく。次に述べる私のケースもその一つである。

あるとき私は、路上で三人の男たちに襲われ、あやうく命を落としかけた。鼻を打ち砕かれ、鼻柱が頭蓋骨から無残にも剝《は》がれてしまった。そのうえ麻酔なしで形成手術を受けなければならず、何とも悲惨な体験だった。

けれどもこの出来事が夢に出てきたことは一度もない。おそろしく凶暴な格闘シーンが出てくることはあるが、そういう夢はあの体験後に限ったことではなく、それ以前にもみていた。それはべつに驚くほどのことではない。ごろつきや犯罪者から暴行を受けることは、私たちがいつも心のどこかで恐れていることの一つだ。私も幼い頃からずっとそういう恐れが頭の片隅にあった。それもあって、なすすべもなく凶悪な敵にやられてしまう夢を何度もみるのだろう。

逃げる、追い回される、時には追いつかれて捕まってしまう（現実はそうだった）。だが夢ならそこで目が覚めて終わりだ。鼻を潰されることもないし、猛烈な痛みを伴った手術を受けることもない。実際、夢の中で痛みを経験したことはほとんどない。

幸い目覚めているときの心にも夢にも、この心的外傷が無理矢理入り込んでくることはない。

一方、ナチのホロコーストの生存者を対象にした研究によると、そのほとんどの人が、睡眠中に恐怖の記憶が再現されるという。戦争帰還兵の心的外傷後ストレス障害（ＰＴＳＤ）の研究から得られた結果も考え合わせてみると、目覚めているときもさることながら睡眠時の精神活動も、いやおうなく入り込んでくる不幸な記憶に、ともすれば占領されてしまうのがわかる。

いずれにしても心的外傷に関しては、レム睡眠中に目覚めさせる場合と、ノンレム睡眠中に目覚めさせる場合とで、夢報告に違いがあるかどうかを調べる必要がある。

これは大切な問題だ。心的外傷が夢形成にどのような影響を与えるかという疑問に答えるためだけでなく、〝夢の役割〟というものが実際あるのかどうかを考えるうえでも重要なのである。

結局のところ私たちは、睡眠中になぜ脳が自己活性化するのかまだはっきり理解してはいない。もちろん、以前の経験を再現するためだけでないことは確かだ。

レム睡眠行動障害

睡眠障害の分野に新たに加わったのが、レム睡眠行動障害（ＲＢＤ）である。夢の中の行動がそのまま現実の動きとなって出てくるという、何とも奇妙な障害で、以前は誤って「夢中遊行」とされてきたが、いまでは両者は区別されている。

では、ＲＢＤはどのように出現するのか。

前述のように、夢の中の運動指令は、実際の動きとなって出て行かないように出力が抑制されている。だが、もし抑制が弱まったり、反対に興奮が非常に強まったり、あるいはその両方が起きると、実際の動きを生じることになる。

運動障害であるパーキンソン病の発病過程にある中年男性に多いＲＢＤ患者は、夢を現実に演じるのである。私の患者で睡眠中に腕を振り回し、横で寝ていた妻をひどい目にあわせた人がいた。夢で運転中に、急カーブでハンドルを切ったのだそうだ。他にも夢のプールで泳いでいて、ベッドから床へ飛び込んだ人もいた。

どのケースでも、目が覚めてから患者が報告した夢の内容と、レム睡眠中に観察されたその人の動きとは一致している。レム睡眠中にこのようなことが起きるのは、睡眠実験室での研究からも実証されている。

一九六〇年代に精神生理学の分野で、夢の内容と睡眠中の行動との対応をみようという〝一対一理論〟というのがあった。結局はうまくいかなかったが、ＲＢＤはそれを思い起こさせるような障害だ。また、レム睡眠の生理も、先天的な脳の変性によってゆがめられてしまうのだと改めて考えさせられる。

ＲＢＤとの関係が疑われるのはドーパミン神経系だが、睡眠中におけるドーパミンの役割はまだよくわかっていない。ただし、パーキンソン病の原因はドーパミンの欠乏で、ＲＢＤ患者の多くにこの病気が現れるという事実がある。

抗うつ薬のＳＳＲＩ（選択的セロトニン再取り込み阻害剤）の長期服用によってＲＢＤが発症する可能性があることも、はっきり指摘されている。

これらを考え合わせると、急速眼球運動の抑制作用を持つとされているセロトニンが、睡眠中に脳のドーパミン神経系と相互に作用して、運動システムの抑制と興奮のバランスを乱しているのではないか、という推察もできる。

システムとしての脳に病的なひずみが現れるのは、何も目覚めているときに限ったことではない。眠っているときにも、夢をみているときにも現れる。夢は異常な精神状態の背景にある生理を理解するのに、貴重な手がかりを与えてくれるし、反対に、異常な夢をとおして正常な夢や精神疾患を考えることもできるのである。

第7章では、うつ病などの精神疾患と睡眠との関係を考える。脳幹にあって夢を発生させ調整しているシステムが、同時に気分や思考のモードを仲介するシステムでもあることを、あらためて考えてみていただきたい。

第7章
夢と精神疾患

フロイトの概念では、夢をみているときの意識状態と精神疾患は別ものである。だとすると、両者の類似性をどのように考えればよいだろう。

どのように考えてみたところで、夢をみている状態を現実のものさしでとらえれば、間違いなく異常な状態である。脳内で生まれた知覚、すなわち幻覚は、夢をみている人をどうしようもなく妄想・錯覚状態に陥れてしまう。細部まで鮮明な幻覚、そして〝心ここにあらず〟の状態、それでも自分の意識が変容しているとは、それこそ夢にも思わないのである。

時間も空間も不連続、不調和というおかしな状況でも自分は目覚めていると疑いもしないし、自分の五感も信じている。もちろんそれらに伴う情動もである。

もしも、このような意識状態の変容が目覚めているときに起きたらどうなるか？

「夢をみているにちがいない、つねってみてくれないか!」というのが私たちの最初の反応だ。それがだめなら、目を覚まそうと努力する。それから「誰かがこっそり自分のカクテルにミッキー(訳注:催眠・鎮静効果を持つドラッグ)を入れたのかも?」と疑ってみる。それとも、医者はいわなかったが、日頃服用している高血圧、片頭痛、過敏性腸症候群の薬のいずれかの副作用だろうか、と不安になる。加えて、睡眠時間は十分だったかな、というようなことも考えるにちがいない。さんざん思案した挙げ句にいずれも思い当たらなければ、最後には精神科に行ってみようということになる(ただし、おかしくなったのは何か体に変調が起きたせいだと自分ではわかっている)。

こうしてみると、夢をみているときというのは、精神疾患と似ているどころか、精神疾患そのものではないか。だが、睡眠中におけるまったく正常な生理的な変化が、このように精神機能をがらりと変えてしまうのだ。いったいどういうことだろう。

毎晩、私たちが異常になるのは、昼間にそうならないようにするため? それとも、睡眠後に再び良好なコントロール能力を発揮するために、脳が一時的にその能力の一部を放棄するからなのか?

残念ながら、いまのところまだこうした疑問に対する答えは出ていない。けれども、そもそも問うていること自体がまだはっきりしないそういう疑問の裏に、もっと複雑な真実が隠されているようである。

精神疾患と似た夢見

精神疾患といってもいろいろある。たとえば統合失調症、うつ病・躁うつ病など重度の気分障害、あるいは薬物や高熱によって起きるせん妄などのいわゆる器質性の精神疾患がすぐに頭に浮かぶが、これらのうちのどれが夢の意識状態にもっとも近いだろうか？　ここまで本書のいわんとしていることを理解してきてくれた読者なら、すぐに、器質性精神疾患という答えを返してくれるだろう。「はて？」と首を傾げる方は、これまで何度も言及してきた夢の〝形〟という角度から考えてみていただきたい。

幻覚か妄想のいずれか、あるいはこれら両方を特徴とする症状を、まとめて精神病症状とよんでいる。

妄想や思い込みがないのに幻覚に陥るのは、じつは容易なことではない。

ところが、幻覚がなくても妄想・錯覚状態に陥るのはそれほど珍しいことではない。誰もが猜《さい》疑心《ぎしん》（慎重とか警戒心という言葉と置き換えてもよい）を持っている。そうした正常な範囲の猜疑心が、恋人や同僚や政府機関などに対して、ありもしないことを思い込んだり、必要以上に大げさな反応をしたり、といった状況に私たちを追い込むことがある。被害妄想になるのに頭の中から声が聞こえてくる必要はないわけだ。もっとも、その声は妄想の大きな助けにはなっているが。

そこでまず夢の〝形〟の最大特徴である幻覚について。

夢の幻覚として頭に浮かぶのは五感のうちのどれか？　もちろん視覚である。視覚性の幻覚は、統合失調症や重度の感情障害ではきわめて稀だが、器質性のせん妄では主要な症状とされている。

次に妄想について考えてみよう。夢での妄想は、統合失調症にみられる被害妄想とは異なり、もっぱら誤った知覚、思い込み、錯覚といった観念的なニュアンスが強い。また、夢ではうつ病によくみられるような身体型妄想はまれだ。身体型妄想とは、たとえば、体の一部が欠けたり障害があるとか、病気だというような、身体にまつわる誤った思い込みである。

一方、躁うつ病にみられる誇大妄想的なところは、夢のそれと共通する。しかし同じくその症状は器質性のせん妄、とくに中毒後あるいは中毒が慢性になった段階のせん妄でも出現する。

決定的なのは夢の〝論理性の欠如〟だろう。夢をみているときには、時、場所、人物がいきなり変わってしまう。このように見当識の不安定なところは、器質性せん妄の中心要素である〝失見当〟の変形版とみなせる。せん妄状態の患者は、夢をみている人とよく似て、自分が自分であることだけはわかっているのだが、どこにいるのか、今日がいつなのかがわからない。いっしょにいるのが誰なのかさえわからないケースもある。

この失見当というのは近時記憶が失われることによって起きるが、患者は話を作り上げるという形でそれに対応する。当人にとっては嘘ではなく、あくまでも誤った思い込みなのである。記憶にぽっかりと開いた穴を埋めるために、話は往々にしてとんでもない方向へと展開していく。これに対しては〝作話〟という言葉が当てられている。

普通、私たちは夢に対してこの言葉は使わないが、当てはまりはする。よく似た言葉に「架空の……」というのがあるが、こちらは夢にはおなじみの形容詞だ。

手の込んだ夢物語は、自分自身について意図せぬ嘘や思い込み、架空の話を盛り込んで勝手にどんどん展開していく。実際、この作り話が現実だと信じきっている夢の中の私たちは、まれに「なんかおかしいな」とぼんやりと感じることはあるが、自分がおかしな意識状態にあるなどという結論に至ることはまずない。

夢に深い意味を求める人も多いが、このような観点からすれば、個々の夢の内容に果たして大した意味などあるのだろうか。単なる情報ノイズではないか、という見方もできる。マッカーリーと私は、一九七七年に発表した最初の活性化―合成仮説の中で、このような見方を提唱したものの、多くの同意は得られなかった。

しかしながら、夢はせん妄状態だとするこの考え方には、じっくり検討してみるに値する根拠があるのだ。

たとえば、あなたのおばさんがアルツハイマー病だとする。そのおばさんが口にしたおかしな言葉の裏に深い意味が隠されていたにしても、そのような言葉が彼女の口から出てくるのは、他でもない、脳細胞が失われたせいだとあなたにはわかっているはずだ。実際、アルツハイマー病も、その仲間である他の神経変性疾患も、脳のニューロン変性により引き起こされる疾患である。そのニューロンにはすでに述べたように、睡眠中に働きを停止するアミン細胞や、反対に働きを強化しているコリン細胞も含まれている。

次の私の夢日記からも、アミン作動系が遮断され、コリン作動系が過剰に活躍する脳が作り出す私の心が、いかにせん妄状態にあるかを読み取ってもらいたい。

夢番号⑦　一九八三年八月二八日　家が燃える

煙がみえる。サウナのようだな、と思った。次に、農場内の家が燃え出す。今回もまた夢によく出てくる〝その家〟のように思えたが、場所がちがう（道路を隔てた向かい側にある）。煙が出ているほうへホースを引っ張っていく。届かないことを忘れているのだ。地面には雪が積もっている。ホースを手から放して駆け上がっていくと、何のことはない、煙は煙突から噴き出している（なんと煙突は足元に立っている）。危険でないことがわかってほっとする。

現実では考えられない造りをしたこの家は、夢によく出てくる農場の中の建物になんとなく似ていて、ここにも大きな納屋がある。夢によく出てくる納屋は現実のそれとは似ていないが、現実の納屋同様に私はその修繕に頭を痛めている。

「いったい誰が火をつけたんだ」腹立たしげに私は尋ねた。

「男の子ですよ」と一見ボーイスカウトの団長風の男性が答えた。

その微妙ないい方からして、どうもその〝男の子〟は私の息子のイアンのようである。そして、彼のハンディキャップゆえに私は怒るべきではない、と暗にいわれているのも感じた。この男性は、いかにも知的で聖人然とした忍耐強そうな人である。私も、手に負えない子どもにイラつく親に対して、いつかこのような忍耐強さで接したいものである。

「どこかこの辺りにいると思いますよ」

息子はみあたらないが、どうしたことか代わりに善意を絵に描いたような人たちがあちこちにみられる。愛と親切の効能を考える研修会でも開かれているのだろうか。こういう雰囲気の中で多少は気持ちが和らいだものの、火事のことではまだまだ気持ちがおさまらない。何とかしてイアンを懲《こ》らしめてやりたいという思いでいっぱいだ。

ここでいきなり、まったく違った場面が登場する。

白波の立つ流れの急な川がある。オレンジ色のボールが、渦のようなその流れに飛び込んできた。そのまま流れていけば、その先は滝になっているので、間違いなくボールを見失ってしまうだろう。足が張り付いたように動かない娘のジュリアに、とにかく高い所に行くようにと大声で叫んだ。そうすればボールの行方が見届けられるはずだ（ジュリアはその日、オレンジ色のボールを持ってやってきた友人のカレンと遊んでいた)。ジュリアはそうせずに川に飛び込んだ。男性的なストロークで波をかき、ついにボールをつかまえた。そして向こうの岸へ上がっていった。
この出来事は奇跡のようにも、また普通のことのようにも思えた。

これが、せん妄状態ではない、異常な体験ではないというなら、私は精神科医をやめなければなるまい。視覚性の幻覚、妄想、強い情動(怒り、不安、高揚)、そして何よりも失見当、その仲間ともいうべき作話などが症状としてあげられる。目覚めている私の心にとっては狂気以外のなにものでもない夢物語だが、夢の中の私にとっては、何の不思議もない普通の出来事だったのである。

要するに、精神疾患と夢の類似性は、精神面の現象の類似性にとどまらず、背景にある脳のメカニズムにもある。眠りにつくのに引き続いて起こる、目覚めているときとは異なった脳の活性化が、せん妄を引き起こすのとよく似た脳の状態を形成するのだ。

何だか怖い話だな、と思うかもしれない。せん妄などという状態は、身体に異常をきたしたときや、アルコール、アンフェタミン、アトロピンのような薬物を摂取したとき、はたまた脳の老化などによってのみ起こるのだと思っていた。それなのに毎晩、どんな人にも、しかもどちらかというと体の具合が悪いときよりはよいとき、歳取った人よりは若い人に起こるのだとは。

といっても、別に悲観的になることはない。目が覚めれば脳内化学物質のバランスがもとにもどり、せん妄状態は治るのである。

このケミカルバランス説は以前から、うつ病、不安障害など多くの精神疾患を説明するのにきわめて魅力的で有力な考え方だったが、いまひとつはっきりしなかった。だが睡眠中の脳内化学物質のふるまいが明らかにされるにつれ、より説得力のある具体的な説となってきた。私たちの精神状態とは、〝目覚めているときの正気〟と〝夢をみているときの狂気〟という両極間で、バランスを求めてたえず動いているといえよう。

精神疾患のある人の睡眠

ケミカルバランス説についてもう少し考えてみよう。

興奮しているときや不安なときはよく眠れない。興奮や不安がアミン系の活動を高め、目覚めやすく眠りにくい状況が生まれるのだ。このような状況は何ともつらい不眠を引き起こし、挙げ句の果ては睡眠不足だ。そして第5章のラットの実験（121ページ参照）でみたように、睡眠不足は、単なる不健康という以上に健康に積極的に害を与えるらしい。

理由は何であれ、精神病症状が強く現れるいわゆる急性期は、往々にして睡眠も乱れる。極度の睡眠不足はせん妄状態を引き起こすことがあり、そうなると、統合失調症や気分障害などのもともとの精神病症状に、夢のせん妄状態が加わるというまずい状況が生じる。

ちなみに、洗脳とかトランス状態を考えてみるとよい。また、政治犯を自白に追い込むときや、民族的儀式などで告白を引き出すのにどのようなことが行われるか？　いずれも断眠というテクニックが使われるのである。睡眠を奪われた人というのは、最終的には、眠りと引き換えにどんなことでもするし、どんなことでもいうのである。

というわけで、睡眠の欠如は幻覚や妄想などの精神病症状を発現させる大きな、しかもよくある要因だ。

統合失調症を例にとってみよう。この症状は、ドーパミンの過剰放出やドーパミンへの過剰反応によって起こると考えられている。この説でいけば、この障害はドーパミンが、ノルアドレナリンおよびセロトニンとは正の相互作用を、そしてアセチルコリンとは負の相互作用を起こしている、という仮説を立てることができる。

さらにいえば、病的症状が落着いている慢性の統合失調症では、睡眠に大きな変化はみられない。このことは、夢を妄想状態としてとらえる私の説にとって意味深いものである。

次に、躁うつ病や重度のうつ病などの気分障害に目を向けると、睡眠と精神疾患との関係がますます奥深いことを感じさせられる。

まず、セロトニンやノルアドレナリンの減少が深く関わっているとされるうつ病では、その睡

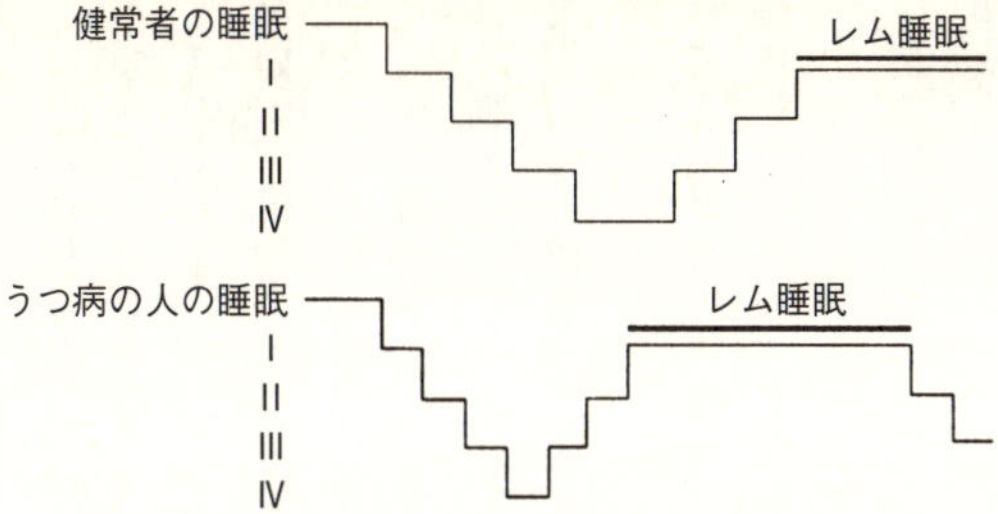

図8　うつ病患者の多くで、最初のレム睡眠が健常者より早く出現し、しかも普通より長い。

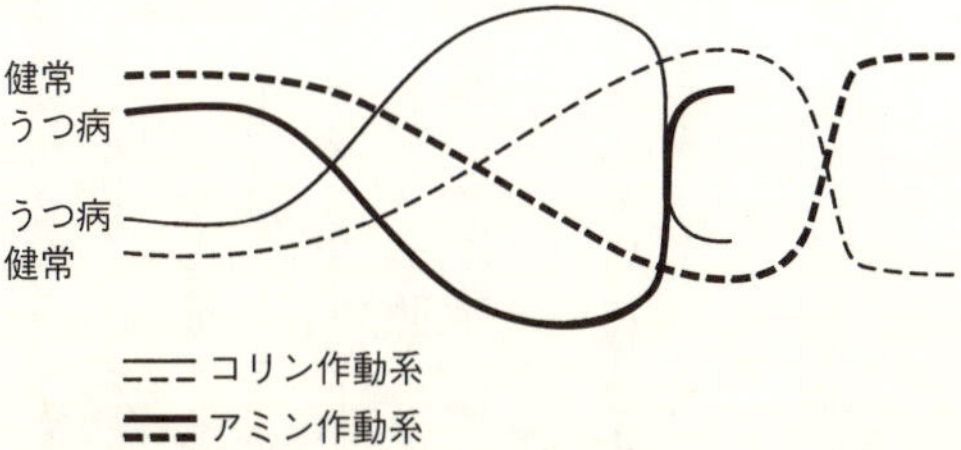

図9　うつ病患者ではアミン作動系とコリン作動系の働きがアンバランスになっている。

眠周期に独特のパターンがみられる(図8)。同年代の対照群やうつ病被験者当人の回復時のパターンと比較して、レム睡眠が早く出現する。そしてこのレム睡眠はより深く、長く続くといった特徴があげられる。

うつ病はまた、コリン系の活動が高まると症状が悪化することも知られている。これらを考え合わせると、夢をコントロールしているのと同じ神経システムが、うつ病ではうまく機能していないのだとわかる(図9)。多少の飛躍を承知でいえば、うつ病になりやすい人はレム睡眠に入りやすい、逆にレム睡眠に入りやすい人はうつ病になりやすい、ということになろうか。

これは意外な結論である。なぜなら、ここまでみてきたように、夢は、せん妄状態ではあるがうつ症状とは異なるし、重いうつ症状をせん妄状態とはいわないからだ。

この食い違いをどう考えればよいだろう。きちんと説明をつけるほどにはまだよくわかっていないが、これまでに得られた知見から、これなら整合性があるのではという方向で考えてみよう。

第一にあげられるのが次のような事実だ。

抗うつ剤は、元気のないアミン系の働きを増強し、過剰なコリン作用を鎮めることによってレム睡眠を抑える。しかしレム睡眠抑制とうつ状態改善の時間経過は異なる。すなわち、レム睡眠を抑えて睡眠周期を正常化する効果はすぐに現れるが、うつ症状への反応には数週間もかかるのである。

このことから、睡眠と気分とは、脳の長い伝達過程の下流でつながっているのではないかと推察される。どのようにかはいまの段階では答えられないが、遺伝子発現の変化に深く関わっていることはまず間違いないだろう。

他にも手がかりがある。前の晩にレム睡眠を抑制すると、翌日のうつ状態が緩和されるという事実だ。

これは、もともと気分の調節機能に問題がある人では、レム睡眠に伴う脳内化学物質のバランス変化でうつ状態が誘発されることを示唆するものである。おそらく、コリン神経系の過剰な活動がうつ状態を引き起こすのだろう。なぜなら、レム睡眠を瞬時に増強するコリン作動系の薬物は、うつ状態を悪化させることが知られているからである。

睡眠をコントロールするモデルと気分をコントロールするモデルは、各々独立したモデルとしてはかなりのところまでわかっている。しかし、じれったいことに、両者を融合するのにいま一歩というところで足ぶみ状態だ。脳の理論と心の理論の両方を満足させるためには、安易な答えは期待しないことだ。忍耐あるのみ……。

なお、この場合に限っていえば「コップはもう半分以上満たされている」。このコップ、ほんの二五年ほど前には空っぽだったのだ。

第8章
夢研究のための神経心理学

睡眠実験室での科学的な夢の研究は、当初、順調に進展していくかにみえたが、実際には長続きしなかった。一つ一つの夢の〝内容〟を分析して理論を立てようとする熱意というか野望とは裏腹に、その理論はあまりにも非科学的だった。言葉ばかりが上滑りするそれらの研究からは、脳についての詳細なデータは得られず、生理学的な研究を進めるといった感じではなかったのである。

結果的に、睡眠と夢の科学にとって一九七五年頃から一九九五年頃にかけては、あまり意味のない敵対的な論議の多い、どちらかというと不毛な時期だったように思える。それが失望を招いたのも無理はないが、ＮＩＨ（アメリカ国立衛生研究所）の研究助成金委員会は、睡眠実験室での研究、とくに夢の〝内容〟関連の研究への助成金を削減し始めたのである。

一方これと同じ時期に、動物を使った神経生理学的な研究は着々と進んでいた。これらの研究から得られた脳の詳細なデータは、一時的な仮説としてではあるが、夢をみているときのヒトの精神活動（むろん〝形〟の面から）を説明するのにも使われた。

しかしそれは、多くの心理学者の不満を招いたようだ。ネコから得られた細胞・分子レベルの知見をヒトの心理学に適用することに危機感を抱いた人たち（無理もないが）、そして夢の〝内容〟から夢研究を進めることをあきらめたくなかった、いやあきらめきれなかった人たち、こういう人たちにとって、助成金の削減は不公平以外のなにものでもなかったのである。

このような状況下で、生理学的な夢研究は、フルクスをはじめとする一部の心理学者たちの間で、激しい批判の的となったこともある。

画像解析は強力な援軍

アメリカ議会は二〇世紀最後の一〇年間を「脳の一〇年」と宣言した。その後半の五年間で、脳の画像解析技術は、意識状態の変化に伴う脳の領域別の活動パターンを視覚化するという、史上初めての離れ業をやってのけた。この技術を最初に応用するにあたって選ばれた意識状態が、「目覚めているとき」「眠っているとき」「夢をみているとき」の三つであったのは、多くの人の納得のいくところであろう。

医療の現場（とくに神経科）ではレントゲン検査が影をひそめ、いまやCT（コンピュータ断層撮影装置）やMRI（磁気共鳴画像装置）PET（陽電子放射断層装置）といったハイテクが検査や診断の主流となっている。読者の中にも、すでにこういった画像解析装置で〝脳画像革命〟の恩恵を受けた人もいるにちがいない。

これらCTやMRIやPETは、頭蓋骨だけでなく脳そのものの画像を描き出す。組織のX線吸収度の差を利用して画像を得るのがCT、組織における脳機能の活動差を利用して画像を得るのがMRIとPETである。

特にPETやMRIでスキャンすると、脳のどの領域がどれくらい活動（あるいは休憩）しているかが視覚化でき、たとえば、幻覚や思考それぞれに関わる脳の特定領域の活動程度を測定できる。

これらの装置で得られる画像は、コンピュータ処理し三次元的に解析できる。これによって、脳のさまざまな領域の活動が、いろいろな角度からリアルタイムで画像化できるようになったのである。

研究者は、どの角度から像をとらえるか、どのくらいの深さに焦点を合わせるかを、コンピュータに打ち込む。これによってコンピュータは、無数のピクセル（極小区画）ごとに吸収率などを計算し、それらを脳をスライスした形で再構成する。最後に、定量的に読み取りやすいように吸収パターンをコード化し、色のちがいによって表示する。

研究目的で利用するのに、PETは空間解像度も高く、じつに魅力的な解析法である。しかし、いかにPETが素晴らしい解析法であろうと、それは睡眠科学の基礎研究で用いられる微小電極法や微量注入法のような、細胞レベル、分子レベルの分析法ではないということには留意すべきであろう。

——と、まあ埋めるべき溝はまだあるにしても、微小電極法や微量注入法を使っていたら（これは人間に対しては許されないことである）、何十年（いや何世紀？）もかかって知ったであろうことを、画像解析は早々と教えてくれた。それに、その溝にしても、少なくとも動物実験の場合は、埋まるのは時間の問題といって差し支えない。

睡眠科学への画像解析技術の応用は、まだまだ歴史の浅いものだが、急速に進歩していることを実感する。何しろ、目覚めているときとレム睡眠時での領域別の活動を比較する。そんな画期的な研究を可能にしてくれたのである。

たとえば夢の〝形〟の特徴である幻覚と思考機能の低下という二点を、脳の画像データから検討してみよう（次ページ図10）。

PETは陽電子を出す化合物を投与し、これを追跡してさまざまな代謝物の振る舞いをさぐる測定装置である。たとえば脳のある領域の活動が盛んになると、その領域の血流が増えて酸素がたくさん供給される。PETはその様子をデータ化して画像にする。この画像をみれば、活動の

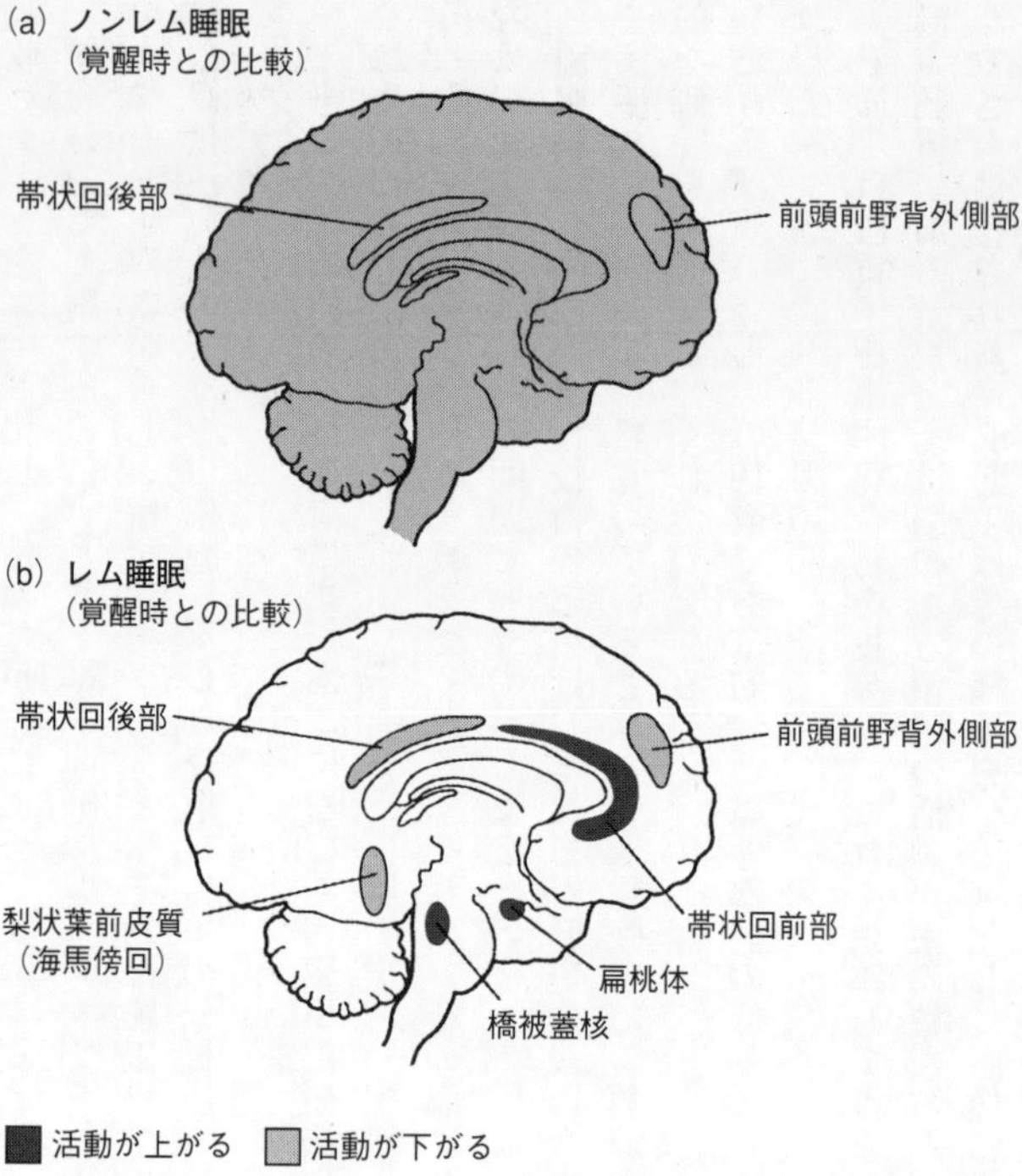

図10　ＰＥＴでみたノンレム睡眠およびレム睡眠で活性化（あるいは不活性化）する脳部位。覚醒時の血流分布と比較して、ノンレム睡眠(a)では全体的な低下がみられ、広範に不活性化していることがわかる。これは睡眠初期に意識活動が極度に低下していることと符合する。一方、レム睡眠(b)では、多くの部位で覚醒時と同程度に活動が高まる。ただし活動が低下する部位もみられる。こうした領域の活動変化と、夢の知覚・情動・思考の変容とは関係があると考えられる。

領域と程度が判定できるのである。

PETによる測定では、夢をみているときには、たとえば頭頂葉の活動レベルが、覚醒時と同等に上がっているのがみられる。ここはさまざまな感覚が一堂に会する所とされ、幻覚を感じるときには活性化が予想される連合野とよばれる部位だ。

一方、同じ測定から、前頭前野背外側部の活動が低下しているのも観察される。ここは作動記憶、熟考、意志などの精神機能の中枢とされている場所だ（訳注：作動記憶とは、ある課題や行為の遂行に必要な情報を短期間、能動的に保持するシステム）。

要するに、目覚めているときと比べてレム睡眠時には幻覚が強まり、思考が直観的・本能的になるのは、脳がそれに関与する部位の活動を、それぞれ上げたり下げたりするからである。

PETを使って、ヒトでの睡眠・夢をめぐる新しい知見が次々に生まれている。

目覚めているときと比較してレム睡眠時に活性化あるいは不活性化される脳部位を、次ページ表3に示す（さらに、それらの部位が、脳卒中やケガで損傷された人たちから得られたデータを併記する）。このPET研究で得られたデータのうち特に興味深い活性化部位を以下にあげる。

①　動物を使ったレム睡眠研究において、化学的操作によって脳活性化パターンが大きく左右される領域があるが、それに相当する領域がヒトでも活性化される。

②　前脳の広い領域（中脳との境目あたり）。この領域は情動、および何らかの行動を起こす動機の発現に深く関与しているとされる。

脳部位	PETでみた レム睡眠時の活性化	脳損傷による夢への影響
橋被蓋核	↑	—
辺縁系	↑	↓
視覚野	—	—
縁上回	↑	↓
前頭前野背外側	↓	—
前頭葉基底部	↑	↓

↑ 活性化　↓ 活性抑制　— 影響なし

表3　ＰＥＴによるレム睡眠中における脳部位の活性化の解析結果と、脳損傷による夢への影響の比較

③　情動に関わる大脳辺縁系、とくに恐怖をコントロールしているとされる領域。

④　さまざまな感覚情報が集まるとされる〝連合野〟。

このようなデータは、夢の〝形〟の特徴とうまくつじつまが合う。すなわち、幻覚を伴う、強い情動を伴う、思考形態はより直観的・本能的である、入・出力が遮断され内的にコントロールされている、といった特徴だ。

これら画像データをもとに私たちが何をするのかというと、夢をみているときと目覚めているときの〝心の形〟（精神活動）と〝脳の形〟の比較である。

こういった比較をするには引き算をする。夢をみているときの脳の〝形〟から、目覚めているときのそれを引く。その結果、レム睡眠では脳のどこがどれだけ活動が高いかという答えが出てくる。次に、その答えと、夢で強まるとされている精神活動とを照らし合わせる。

反対に、夢をみているときに弱まる精神活動もある。たとえば記憶、自覚、論理性、現実との参照などの機能がそうだ。そして何よりも、目的志向性のある思考ができなくなってしまう。目覚めているときには不可欠のこういった精神活動は、脳の前頭前野背外側部という領域によって支えられているとされる。画像解析を使った実験で、覚醒時には活発なこの領域が、レム睡眠中には活動が低下しているのを、私はこの目で確かめている。

これほどすんなり一致するとは、正直なところ思っていなかった。早速、次のような仮説をまとめた。

夢をみているときは、直観的、情動的、知覚が鋭敏、連想性が強い。なぜなら、このような機能を支えている脳の領域の活動が高まっているから。反対に、適切な状況判断ができない、〝いつ・どこ・誰〟の把握が不安定、「おかしいぞ」といったチェック機能が働かない。なぜなら、このような機能を支える領域の活動が低下しているから。

何だかずいぶん簡単だな、と思う人もいるだろう。だが仮説が正しい可能性は高い。科学の世界では、複雑極まりない事象も正しくうまく単純化できれば、「そうか、そういうことだったのか！」となりうる。これぞ真の還元主義だ。

さて、ここで忘れてはならないことがある。

レム睡眠中の脳で、夢をみているときに弱まる精神機能に伴って起きているのは、ノルアドレナリン細胞やセロトニン細胞の沈黙という現象である。ノルアドレナリンもセロトニンも学習、注意、記憶に、ひいては見当識や推論といった機能にも必要な物質とされている。

そしてもう一つ忘れてならないのが、ノルアドレナリンやセロトニンからの抑制を解かれて活動が高まったコリン作動系だ。この系は、幻覚、連想、情動に関わる脳部位を局所的に活性化して、このような夢の特徴に貢献するのだと思われる。

何と話がスムーズに展開していくことか。こうなると、夢の〝内容〟を精神分析的に解釈するのに残された手持ち札とはいったい何なのか、首を傾げざるを得ない。

これについては第11章であらためて述べるが、さしあたりこれだけはいっておこう。フロイトは、〝願望充足〟とか〝変形─検閲〟といった説で夢の特徴を解釈しようとした。けれども、こういった特徴はいずれも最終的には脳の生理学や化学で説明がつくだろう。そしてそれは、他でもないフロイト自身、いつかそうしたいと切に望んだことなのである。

さて本題に戻って、夢の〝形〟と画像解析と脳内化学を統合的に考察するために、話を少し飛躍させてみよう。

たとえば、ヒトのレム睡眠中に脳が部分的・選択的に活動を上げるのは、血流の増加によってニューロンへの修飾作用が変化することとも関係がある、とは考えられないだろうか。これはじつはかなり確かそうな話なのである。なぜなら脳以外の生体内で血流がアセチルコリンやノルアドレナリンのような修飾物質によって調節されているのであれば、脳でも同じことが起きていると十分考えられるからだ。

別ない方をすれば、ここでは活性化、あそこでは不活性化、といった複雑な活動パターンを生み出すのに効率的な方法は、ニューロンへの調節バランスを変えることではないだろうか。まず血流が変化し、それからニューロンの活性化を導くのである。どうやら、修飾物質がニューロン機能に、直接（シナプス性）、間接（循環性）に働きかけている可能性が高い。

いずれ脳科学によってこの問題に決着がつけられる日もそう遠くはないだろう。

何はともあれ私がいいたいのは、生きている脳が活動している様をいまやこの目でみることができるということだ。一五年前にはそれこそ夢でしかなかった。

夢日記⑧　一九八四年六月七日　頭痛

この年の一月一九日以来、時おり連続した頭痛に見舞われるようになった。それが、五月、六月にかけて回数も減り、痛みの程度も和らいできた。そういう状況で昨晩みたのが以下の夢だ。

私は自分の頭を点検していた。ちょうど検死でも行っているかのようにである（そういうことはまったく意識にはなかったが）。ぞくぞくするような好奇心で頭皮と頭蓋骨をはずした。「とうとうこの厄介な頭痛の原因が突き止められるんだ」と思った。

そらみたことか！　ふわふわした風船（空気？）のようなものが脳を三分の一にまで押し

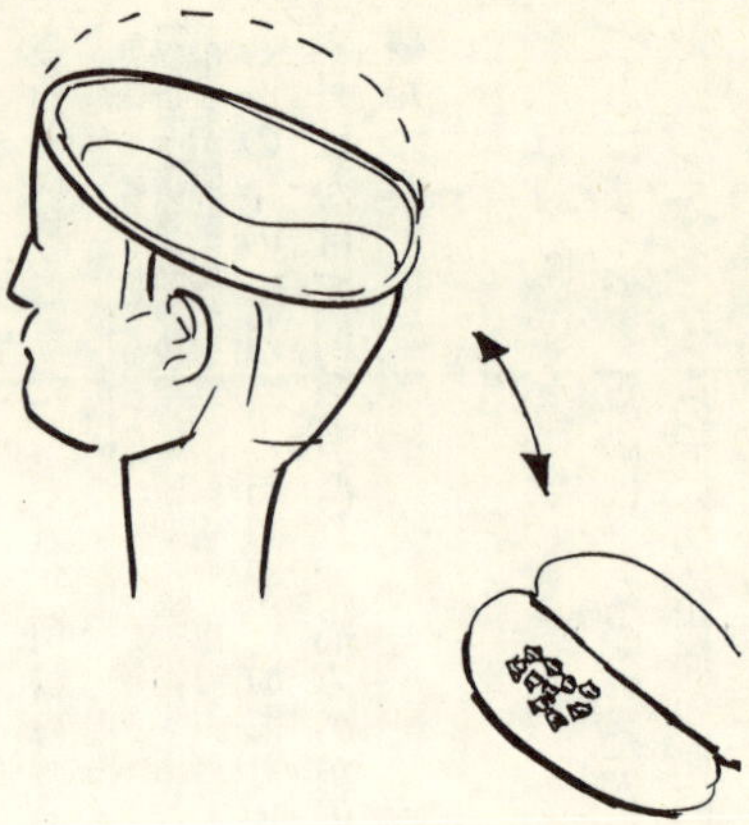

下げていた。表面が凹形にへこんでいる。左半球に目を近づけると、なんと虫に食われている。これだこれだ。最近いろいろな名前が出てこないのはこのせいだ（年のせい）。とにかく興味津々で、少しも恐ろしいとは思わなかった。それに、自分がみているのが自分（の脳）だというパラドックスになんの疑問も感じていない。そのようなことが起きるには脳が二つ必要なはずだが、どうやら脳の中の脳で事足れりということなのか。

夢の中で自分にこういい聞かせたのを覚えている。「おい、目を覚ますんだ。そしたらこの一大事を思い出せるぞ」。

夢をみていることを自覚できる状態（明晰夢：198ページ参照）にあったことから、この夢報告には意識的な自己暗示が働いていたとも受け取れる。しかし私の知る限り、自己暗示をかけた覚えはない。無意識のうちに神経生物学的な自己分析を夢の中で行っていただけ、と私は考える。

脳の損傷と夢

精神医学と神経医学とは、イデオロギーの面でも政治的な面でも分裂が続いていた。それに加えてフロイト独自の二元論（37ページ参照）がますます両者の溝を深めた。その結果、夢の科学では、脳血管障害（脳卒中のこと）やてんかん発作（ひきつけ・痙攣《けいれん》）が、夢の〝形〟に影響を及ぼすという事実に長い間気づかずにいた。脳卒中では夢の〝形〟の特徴が弱まり、反対にてんかん発作では強まる、という現象だ（158ページ表3参照）。

脳卒中は、脳の血管が動脈硬化で塞がったり、心臓病による血栓《けっせん》が流れてきて詰まったりすることによって生じる。病変が生じた部位から先は、その部分が担っている仕事をするのに必要な酸素が供給されなくなる。

もしも頭頂葉の感覚情報が集合する頭頂弁蓋や前頭葉深部白質（186ページ図12参照）を損傷すると、夢をまったくみなくなるおそれがある。これらの領域はレム睡眠時に選択的に活性化されるところだ。これらは夢をみるうえで必要な領域だと示唆するデータである。

眠っている脳を活性化するといっても、どこでもよいというわけではない。頭頂葉や前頭葉深部白質が活性化されなければ、夢をみているときのあの心理体験はできない。なぜだろう？　この二つの部位は夢の座なのだろうか？　——そうではないと思う。おそらく、夢の中の意識体験を維持できるように、いろいろな部位が連絡し合うのに不可欠な〝中継点〟と考えたほうが妥当だ。

また、脳卒中によって後頭葉の視覚に関わる部位（第一次視覚野や第二次視覚野ではなく視覚連合野）が損傷すると、視覚的な夢、つまり視覚イメージのある夢をみなくなるおそれがある。どういうことか以下に簡単に解説しておこう。

光は網膜で電気信号に変換され第一次視覚野に到達するが、ここでは線や縁取りといったごく簡単な要素だけが分析されるにすぎない。人の顔や家といった複雑な全体イメージは、もっと高次の視覚野で構築され知覚される。夢の視覚イメージは、そういった高次の視覚野の働きでみえるので、そこが破壊されると夢に視覚像がなくなってしまう。

なお、視覚情報を処理する部位として二〇以上もの視覚野が存在することがわかっている。てんかんは、発作が起きた脳部位の活動が異常に高まり、うまく働かなくなるという病的状態である。脳卒中とは反対の現象が脳の中で起きていると思えばよい。

側頭葉てんかんについては、モントリオールの神経外科医ペンフィールドと同僚の神経生理学者ヤスパーによって、きわめて詳細な実験データが残されている。彼らのデータから、ヒトの側頭葉を直接電気刺激すると、自然に発生したてんかん発作と同じように「夢をみているような」状態になることがわかる。

この状態は、実際、幻覚、強い情動、認知的混乱、想起が困難など夢の〝形〟の特徴がいくつも認められる。

ところで、レム睡眠時には側頭葉が選択的に活性化されることがわかっているが、もちろん、これはただの偶然ではあるまい。次のように考えてみるとうまく説明がつくのではないだろうか。レム睡眠は、コリン作動系がもたらすパルス様の規則的な活動によってもたらされる。つまりレム睡眠では側頭葉がそのような活動によって電気的に刺激され、その効果が周辺の構造へと広がっていき、その結果、てんかんやある種の精神疾患に現れる「夢をみているような」状態が作り出される。

いずれの場合も、その背景には具体的な物理的メカニズムが働いている。

PETやMRIを使った研究もそうだが、ここでみてきたような神経心理学の夢への応用は、まだまだ新しく、未発達、未成熟の分野だ。この先、脳の損傷が夢に与える影響がいろいろな角度から研究され、もっともっと多くの情報が生まれてくることだろう。

現時点ではっきりといえるのは、夢をみるという現象が脳の働きによる以上、その脳が損傷を受ければ、何らかの影響が予想されて当然であるということである。

コラム6　目のみえない人は夢の中でみえるのか？

この質問に対する答えは、先天的に目がみえないのか、それとも中途失明なのかによってちがってくる。

先天的に目のみえない人は、外界との視覚的な相互作用が一度もなかったため、視覚の成立に必要な視覚像の神経的なコード化ができない。そこで、目覚めているときだろうが夢をみているときだろうが、とにかく視覚像を持たない。したがって、睡眠中に脳が活性化されても、もともと存在しないイメージを呼び出すことはできない。

当然ながら、目の不自由な人は視覚以外の感覚、とくに体感覚、あるいは空間における位置感覚がより鋭敏になる。それも、視覚システムが働いていない分に比例して鋭敏さが増す。ということで、先天的に目のみえない人たちは、夢の中でも視覚とは異なった知覚の幻覚を体験していることになる。

これに対して中途失明の場合は、以前みえていたので視覚が成立しており、したがって視覚イメージを想起することができる。すなわち、中途失明の人は目覚めているときであれば視覚イメージを作ることができるし、睡眠中なら脳が自己活性化することによって精巧な視覚イメージを〝みる〟だろう。

中途失明の人にとっては、むしろ夢のほうがはっきりと〝みえる〟。そういえば、レオナルド・ダ・ビンチもこう問うている。

「目覚めているときよりも夢をみているときのほうが、はっきり物がみえるのはなぜだろう?」

中途失明の被験者が私に次のようにいったことがある。

「夢で目がみえるのが本当にありがたいですよ。家族にだっていくらでも会えますからね」

その人は、郵便局長だった父親の制帽に付いていた金モールのことを詳しく話してくれた。夢で父親に会うと、いつもその帽子をかぶっているのだという。

これを聞いて私は、中途失明の人に、夢を思い出すことや、夢の内容に〝手を加える〟ことを教えてあげるべきだと思った。そうすれば、長い間、起きているときには「目にできなかった」家族でも、かなりはっきりと「目にする」ことができるだろう。

第9章 夢・学習・記憶

夢が記憶の再編成に関与しているのではないかという考え方は、三〇年以上も前からあった。だが、これをはっきり証明するような研究が進められだしたのは、ここ五年くらいでしかない。この分野の主要な研究者として同僚のスティックゴールドがあげられるが、この章の基幹をなすのは彼の研究である。

レム睡眠が記憶の成立に役立っているという基本仮説は、これを証明するような研究もあるし、それが覆されたわけでもない。それどころかずっと支持されてきたといってもいい。だがいま一つ地味でぱっとしなかった。

脳が活性化される、そして夢が記憶の断片からなっていることなどを考え合わせれば、たしかにこの仮説には説得力がある。最近の実験によって、この仮説が改めて実証もされてきた。と同時に、ノンレム睡眠の重要さにも目が向けられるようになった。

さらに興味深いのは、夢と記憶が織りなす図式が、以下の二つの意味で深みのあるものになったことである。

①認知神経科学の進歩のおかげで、睡眠が関与すると考えられる学習と記憶のプロセスの特徴が、各種記憶機能の違いも含めて、つかめてきた。

②基礎睡眠科学の進歩のおかげで、各種記憶機能の違いを支える脳の動態が、かなり詳しくわかってきた。さらにそれによって、睡眠―学習のモデル化が可能になってきた。

この本の中で繰り返し述べてきたが、夢は意識体験であり、レム睡眠（あるいは睡眠後半の浅いノンレム睡眠）はその背景にある生理である。この両者の区別を忘れてはならない。夢をみたことなど一切忘れても、レム睡眠の営みがなかったわけではない。同様に、私たちが夢に気づこうが気づくまいが、学習や記憶の再編成は行われているにちがいない。

動物実験でわかったレム睡眠と学習の関係

動物実験による初期の睡眠・学習研究ではラットが使われた。

ちなみに、脳についてはネコのほうがずっとよくわかっている。しかし、ネコを飼っている人からはお叱りを受けそうだが、学習に関してはどうも成績が悪い。なにも「ネコはラットより頭が悪い」といっているわけではない。ネコは家畜化されているので、生存のために必死に学習する必要がない。それに比べてラットはまだまだ野生動物であり、厳しい生存環境に適応していくことを求められる。その違いが出たのだろう。

互いに補い合う二つの実験が行われている。いずれの実験でも焦点はレム睡眠に合わせられた。一つ目の実験では、新しいことを学習させた後に睡眠を測定した。すると学習量が増えるとレム睡眠も増えるという結果が出た。ただし、レム睡眠の増加はかなりの時間を経た後に観察され、時間的にも限られたものだった。

もう一つの実験では、レム睡眠を奪った結果、学習がうまくいかないことが確かめられた。

このような結果をもとにスミスは、学習成立のための〝レム睡眠の窓〟という考え方を提案した。これは、発達における臨界期（訳注：ある種の能力や行動が発達するための最適時期）とよく似た発想である。臨界期も学習に深く関わっており、レム睡眠とも関係がある。未成熟な動物では、レム睡眠がかなり長いからだ。

レム睡眠の窓（あるいは学習タイミング）という観点から夢を考えるとき、それらしきことを示すデータがある。

たとえば第2章（45ページ参照）でも述べたように、ジュヴェは、旅行の後どれくらいの期間を経てそれに関する夢をみたかを記録したところ、かなりの日数を経てから、という結果が出た。

他にもニールセンが行った組織的な実験からもよく似た結果が出ている。ジュヴェのデータもニールセンのそれも、ポイントは、脳が新しい情報を仕入れていろいろと細工を加え、夢の舞台に登場させるまでには数日、長ければ一週間かかるのではないかというものだ。脳には脳の事情がある。

何か身につけようとするのに、一朝一夕の学習でできるとは期待しないことだ。

ヒトにおける睡眠と学習・記憶の関係

各種記憶機能の区別は、頭ではなく身体を使う〝手続き的〟課題をこなす場合に比較的はっきりしている。頭ではなく身体を使うという意味は、意識せずに行うということだ。

視覚弁別課題（VDT）のように何かを見分ける視覚テストでは、学習が進むにつれて被験者はいつのまにか上達している。そして、一晩眠って翌日再びテストすると、なぜかわからないが、さらに上達しているのである。

VDTの一つのカルニ―サギ課題では、被験者はまず、スクリーン中央に映し出されるLとかTといった具体的な記号を注視する。次にスクリーンのどこか別の部分に特定の抽象的な記号（たとえば＼＼＼）が瞬間的に映し出され、そのたびにそれに応答する（／／／では応答せず

／／／でのみ応答する)。

判定は反応時間を測定する。上達の度合いも、抽象刺激の呈示時間を短くしていって、それに対する正解率で測定する。

意識的にこなしているわけでもないのに、たいていの場合、被験者は課題を続けるうちに目にみえて上達していく。一時間もしないうちに、ほとんどの人が意識的な知覚を生じることなしに(閾下《いきか》知覚)、非常に短い反応時間で応答できるようになる。

通常、私たちはこのようなことを記憶とはとらえないし、ましてや、どこでどう夢と結びつくのかと思うかもしれない。だが、おそらく学習の多くはこのような形で行われる。私たちは日々、言葉では説明できなくても数え切れないほどの手順を学習している。その学習の多くは無意識に行われているのである。

なお、このような形の学習に関わる記憶は「手続き記憶」とよばれ、「エピソード記憶」や「意味記憶」とは区別されている(43ページ参照)。

さて一晩眠った翌日、被験者は再度この視覚テストを受ける。そしてその成績は「どのように眠ったか」に深く関係することがわかった。

図10にみられるように、レム睡眠を不足させると、前日の上達にかかわりなく、初めてその課題を行う人と変わりない成績だった。睡眠初期に第Ⅲ・Ⅳ段階の眠り(徐波睡眠：SWS)をとり、(そして／あるいは)睡眠後期に長いレム睡眠をとった人は、前日の成果を保持しており、そ

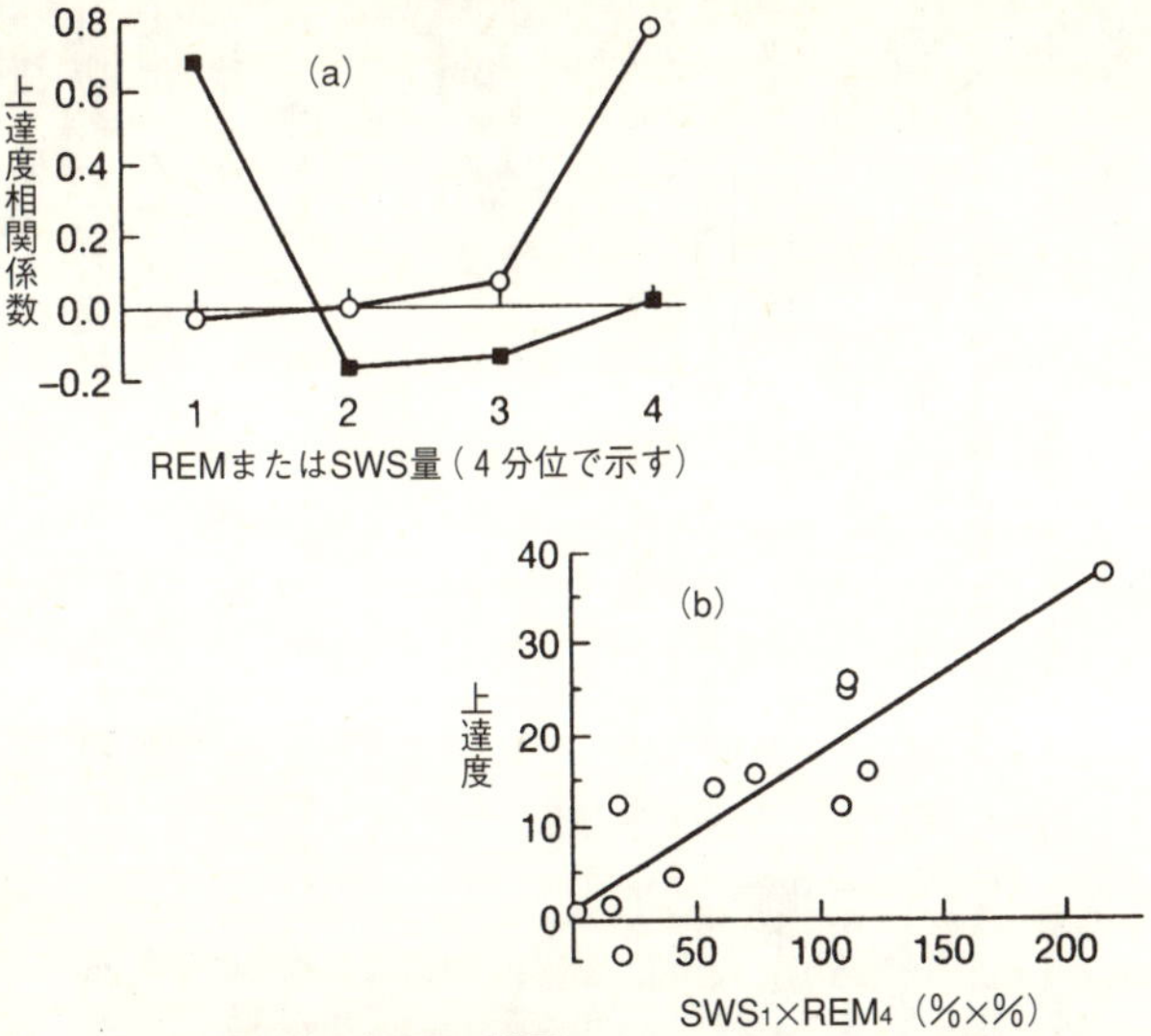

図11　視覚弁別課題の学習
(a)一晩をとおしての徐波睡眠(SWS)およびレム睡眠(REM)量と学習との相関。■SWS(%)と上達度、○REM(%)と上達度のピアソン相関係数。
(b)2段階の記憶強化モデル。睡眠の最初の4分の1でのSWS量と最後の4分の1でのREM量（いずれも一晩の睡眠総量に対する%）の積と上達度の相関。学習強化過程が、睡眠初期ではSWSに、睡眠後期ではREMに左右されるという2段階であることが示唆される。

れを上回る人もいた。

特に二種類の睡眠割合の積と上達度の相関はほぼ一である。

学習後の経過時間や眠さの程度といった要素も検討されたが、その結果、上達に貢献したのは睡眠そのものであることが示された。

この研究結果は、注目に値するいくつかの理由がある。

第一に、あいまいな結果ではなく誰の目にも明らかであること。

第二に、再現性が高い

こと。第三は、意識の介入しないテストなので虚偽が入り込んでいないこと。最後に、この学習は脳のある特定部位（第一次視覚野）が深く関与したであろうことを、PETやMRIを使って裏付けることもできるというわけだ。

残念ながら、この課題はラットにはかなり荷が重い。――というわけで、細胞レベルの裏付けはいまのところむずかしい。ネコではなおさらのことである。

夢と学習

カルニ―サギ課題で最後まで上達しない人は、仮にそのテストを受けている夢をみるにしても、その学習とは関わりのない夢にちがいない。これに対してしっかりと学習した人は、寝入りばな（入眠期）の意識状態にはっきりとその形跡を残すことがある。

これに関しては前にも簡単に触れたことがある。第1章で取り上げた夢報告①（23ページ）で、昼間スキーをしたり船に乗った人が、寝入りばなに同じような揺れを感じた、というのがそれだ。

入眠期の意識はウトウトとした、いわゆる夢想状態である。学習が夢見そのものに及ぼす影響をみたければ、入眠期のこのような性質をありがたく利用して、貴重な知識を手に入れることができるのである。

たとえば、次のような私たちの最近の研究もそうだ。これは、人気のコンピュータゲームの「テトリス」や「アルペンレーサー」を初心者に学習してもらうというものだ。日中にこれらの人気ゲームを学習した人の多くが、寝入りばなにそのゲームのイメージが夢に入り込んでくると報告した。睡眠中にもそれら学習の陳述記憶（訳注：エピソード記憶や意味記憶など言葉で語れる記憶）あるいはエピソード記憶を保持している。脳は、自らの体験記録を取り出し可能な記憶に保管しておき、それを、眠りという目覚めているときとは別の状態で再現しているということだ。入眠期のこの再現は、目覚めているときの体験の形跡をたどるにはもってこいの〝目印〟となる。

ありがたいことに、この現象には動物モデルが存在する。

迷路学習をしているラットでは、特定の場所に行ったときだけ発火するニューロンが海馬《かいば》という脳部位にみられ、学習が進むにつれてその発火頻度が増す。まるで頭の中に空間地図を描くために、ニューロンがそれに相当する物理的連結を行っているかのようにみえる。

これら同じニューロンの発火が、そのラットの入眠期に再び観察される。テトリスやアルペンレーサーのゲームをした人たちと同じように、脳に刻まれた日中の体験が睡眠中に繰り返されていることがうかがえる。

こうして、この現象の底にある細胞レベル・分子レベルのメカニズムが、いまや研究可能になってきた。

何度も出てきた〝睡眠中の脳の活性化〟だが、ここでは違ってみえないだろうか。入眠期の活性化では、その日の体験がそのまま再現されるのである（いつもというわけではないが）。「やっぱりそうだ」と大きくうなずく人もいるだろう。けれども、そんなに自信たっぷりでいいのだろうか。〝その日の体験〟に脳はいったい何をするのか。表示も目印もないのに、どうすればそれをたしかめられるのか。

ところが先ほども述べたように、いまやその目印があるのだ。そして次のような具体的な問いかけができるまでになった。

① エピソード記憶（意識の影響を受け、さまざまな事柄が関連した個人的な記憶）は、海馬（186ページ図12参照）の正常な働きに依存する。では、日中の体験は海馬に一時的に保管され、その後さらなる処理が行われるのだろうか？

② レム睡眠中に脳が活性化されるとき、エピソード記憶の〝断片〟（一つのまとまった出来事の記憶としてではなく）が、少しずつ海馬から別の場所へと移されるのだろうか？

これに関してはきちんと系統だった答えが出される日を楽しみに待つとしよう。

次にあげるヘリコプターの夢を考えてみよう。この夢には、記憶に関して強調しておきたい点がいくつも含まれている。

夢日記⑧　一九七七年七月一四日　ヘリコプター

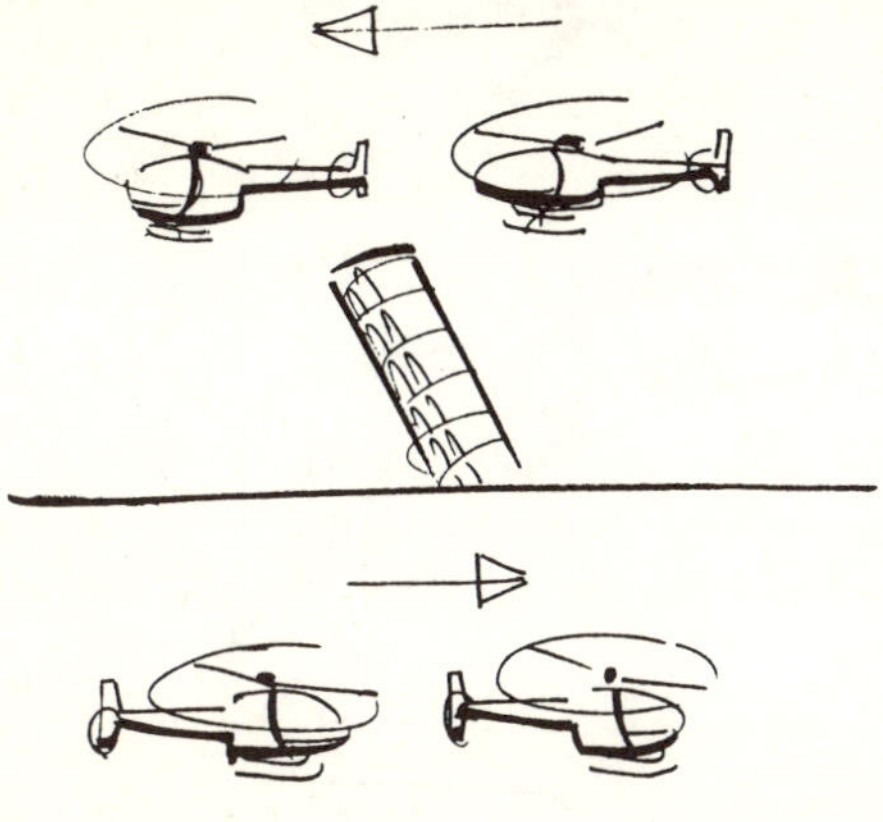

斜塔で有名なイタリアの都市ピサに息子のクリスを連れていった日。二機のヘリコプターが町のはずれを低空飛行していくのがみえた。その夜にみた夢。

同じように二機のヘリコプターが、実際にみたのとは反対方向へ飛んでいく。二機はそれから、バーモント州にある私の農場とおぼしき牧草地に着陸した（クリスは前日、アルプスのような高い山にも飛行機が着陸するんだといった話題を持ち出し、私はそれを本気にしなかったといういきさつがある）。

一機目がでこぼこの地面に機体を近づけると、何とパイロットがロジャー・ホーン（私が立案した夢の博物館ドリームステージの展示デザイナー）であることに気がついた。「気をつけろ！」と私は叫んだ。が、何しろ夢なので音は出なかった。

そこで突然、本当に突然、そのヘリコプターはトラクターになった。農場で使うでっかい車

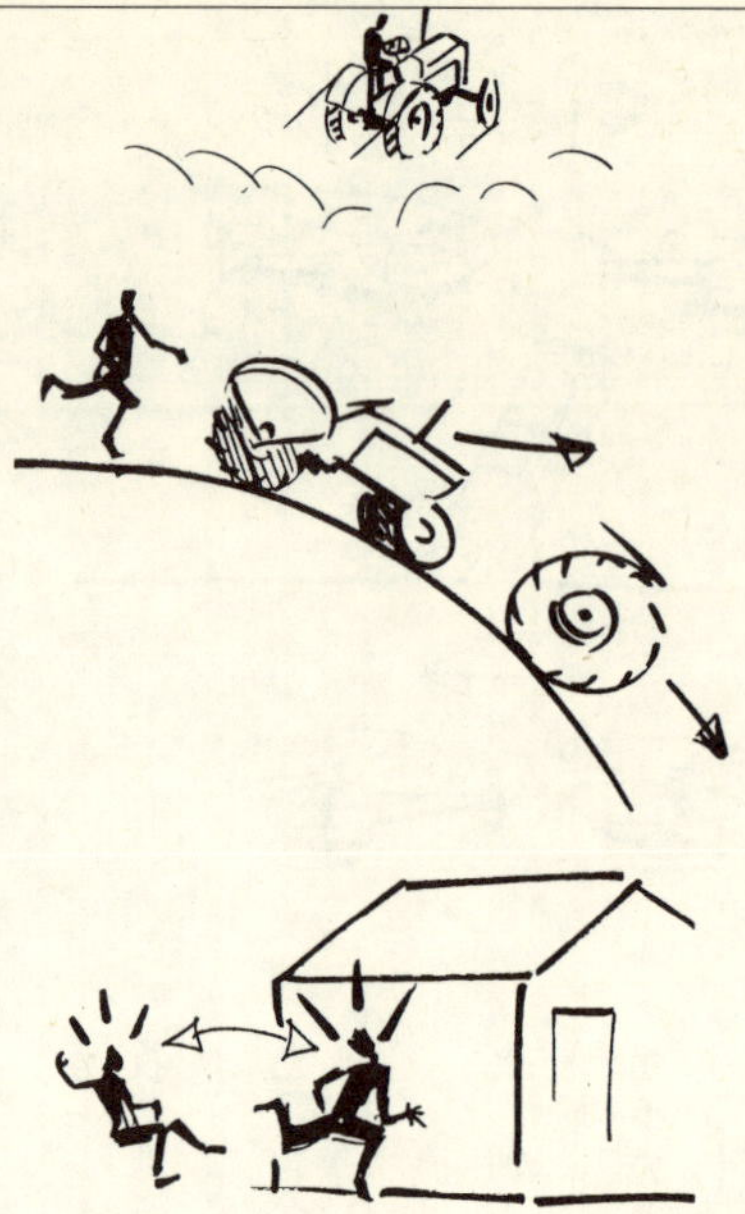

輪のついたあのトラクターである。
それが地面に衝突するや、その大きな車輪の一つが外れて、狂ったように坂を転がっていった。
残されたトラクターは急に左に向きを変え、その後ろをロジャーが必死に追った。チャップリンの映画のようにとぎれとぎれで滑稽なのだが、同時にぞっとするような光景だった。
それからロジャーはトラクターから離れ、猛烈な勢いで納屋に向かって突進していった。バリバリという衝撃音とともに頭から突っ込み、その反動でヨロヨロと後ずさりした。

このような夢報告や私たちの実験データをもとに、これまでの専門的な理論を大胆に飛び越えて、新しい睡眠―学習モデルおよび夢の記憶モデルを検討してみよう。

右にあげた私の夢では、ヘリコプターをみたことがきっかけとなって〝危険〟という情動が突出した。それが夢の中で、私が心のどこかで危険だと感じている二つの事柄（トラクター操作、傷つきやすい友人のロジャー）と結びついた。

すでにはっきりしていることだが、脳は情報を蓄えるのに、テープレコーダーやコンピュータの記憶装置あるいはマイクロフィルムをファイルに収めるような仕組みを使っているわけではない。無数の体験をただ取り込んで、いつか使うときのためにどこかにしまいこんでおく、などということはしないのである。

ではどうしているかというと、相対的に印象的な出来事を、おそらく海馬およびそれと直接に関係を持つ大脳皮質の特定部位に、比較的短期間保持しているのである。そしてそれは約一週間、目覚めているときには取り出せるが睡眠中には取り出し不可能というものだ。

これなら、翌日にはいとも簡単に思い出せるような出来事も、当日の夢にはそれが出てきたことがないというこれまでの私の夢経験を説明してくれる。

学習―記憶が長期的に安定した状態に形成される過程で、脳は〝効率性〟と〝有効性〟をモットーに、睡眠を利用して少しずつ調整を行っているのである。

まず、〝効率性〟について考えてみよう。

たとえば私たちの脳が、フロイトや彼の説を支持する人たちが考えるように、体験のすべての記録を保持するとしたらどうだろう。すべてが記憶に留まるのだ。

脳にそんな収容能力があるとはとても思えない。こんな説が成り立つような研究にお目にかかったこともない。効率面だけを考えてみても、うまく機能しないであろうことは明らかだ。しまいこんだ記憶はいったいどのように引き出されるというのか？　ほとんど無限ともいえる検索システムが必要となる。時間的にも空間的にも気の遠くなるような無駄遣いだし、だいたい物理的に不可能だ。

私たちの脳はそんなふうには働いていない。脳は、個々の記憶をもっと一般的な構造に作り直すのである。これこれこういう刺激に対しては、こういうふうに感じ、こういう形で行動するといった一般性を備えた構造である。

もう一つの〝有効性〟のほうだが、これは手続き記憶を考えるうえで重要な要素だ。

それは〝身体で覚える〟以上の特徴を備えた記憶だ。その記憶の形成には情動的・本能的な事情が優先されている。いわば、フロイトの無意識説を拡大して使いやすくした記憶モデルといえる。ただし、仰々しい〝欲望〟だとか〝願望〟といった危なっかしい概念は入っていない。

無意識に学習した手続き記憶はじつに豊かな記憶の宝庫で、必要に応じて必要な記憶が出てくる。自分がしたことをいろいろと思い起こす必要はない。そんなことをしなくても、自動的かつ適切に、しかも適応性を持って出てくる。私自身は知らなくても、私の情動脳は、ヘリコプターとトラクターと神経質な友人が共通に持っている〝危険〟という要素を知っているのである。

以上、無意識の記憶はたしかに奥が深く、有効に働いてくれることがわかった。

だが私には意識の関わるエピソード記憶のシステムも必要だ。この記憶は、豊富で正確、とくに左記のような時・場所・人物に関わる情報は常に更新可能でなければならない。

①　私は誰なのか、私が生きていくのに不可欠な人は誰なのか？
②　私はどこにいるのか、私にとって大切な物のありかはどのようにしてみつけるか？
③　この顕著な出来事はいつ起きたのか？
④　私の現在のスケジュール、未来のゴールは？

これらは私の意識したエピソード記憶だ。無意識の手続き記憶のように有効に働いてほしいのは山々だが、意識の活動様式はそういうふうにはできていない。それでも私にとってはかけがえのない記憶のシステムなのである。

もっとも、必要ならエピソード記憶を手助けする小道具も使うし、それなりの策を講ずることもできる。たとえば、体験を記録しておくには日記をつけるし、関わりのある人たちの住所や電話番号はアドレス帳に書き留める、今後の予定をたてるにはスケジュール帳に書き込む。何から何まで覚えていられないし、こうしておけば覚えておく必要もない。

夢は、無意識の手続き記憶と意識のエピソード記憶という二種類の記憶システムが、睡眠中にどのように交差し相互に作用するのかをみせてくれる。常に、いろいろな行動の根底にどのような共通の情動を抱えているのかを、私自身に関わりなく考慮している。

ただし夢は、効率的であろうとするばかりに、時・場所・人物の詳細には無頓着だ。総体として情動的連想性を大事にするため、歴史的な正確さは犠牲にされる。

つまり夢という現象から教えられるのは、手続き記憶のいっぱい詰まった宝庫から日々の体験の詳細をみつけ出すのはきわめてむずかしいが、突出した情動については多くを引き出せる、ということだ。

とはいっても実際のところ、エピソード記憶の詳細部分の多くは不要だろう。私は誰なのかを私はすでに知っている。私にとって重要な人が誰なのかも知っている。どこに住んで、どこで働いているか、過去にしたこと、現在していること、これからやろうとしていること、こういったことも私はすでに知っているではないか。

コラム7 消化不良が夢をよぶ？

まさかそんなことはないだろう。

夢の〝消化不良説〟は、睡眠中になぜ脳が活性化するのかを考えあぐねた一九世紀の科学者たちがひねり出した。つまり、脳の活性化が起こるには、何らかの外的な刺激があるにちがいないと考え、その刺激の一つとして消化不良をあげたのだ。

もちろん、胃痛や食べ過ぎ、飲み過ぎのせいで、消化活動やそれに伴う何らかの化学物質が覚醒を引き起こすことは考えられる。そのため、目覚める直前までみていた夢が記憶に残るということは大いにありうる。だが、たとえ消化器系からの刺激で脳が活性化されるにしても、そのときの意識にまで及ぶことはまずありえない。

このようなことも含め、夢は通常、外的な刺激がきっかけとなって引き起こされると思っている人は多い。ところが実際には、日中の出来事が夢を誘発することはきわめて稀だ。

フロイトは、昨日今日あるいは数日前といった近時記憶が夢の発生刺激だと考えた。だがいまでは、近時記憶が夢に現れることはめったにないことがわかっている。個人が経験したエピソード記憶の小さな断片が夢に取り込まれることはあるが、経験した出来事がまとまって出てくるなどということは決してない。

脳の活性化に伴って、近時記憶の断片が夢の構成に取り込まれるかもしれない。さらに古い記憶からの材料ともいっしょになり、まったくのゼロから夢のストーリーができ上がっていくのである。

第10章 夢という〝意識〟

フロイトは夢を解釈するにあたって〝無意識〟に焦点を合わせた。彼はそれを、社会的にも心理的にも受け入れがたい欲望のかたまりで、目を離すと夢の意識に入り込もうとする厄介なしろものとしてとらえている。

しかし現代夢科学は、こういう見方から一転して、無意識は私たちが生きていき、よい子孫を残すための友であり、道案内をしてくれるものとみる。

こういうとらえ方をするためには、意識、とくに夢の意識にも新しい見方が要求される。過去一〇年間、脳科学をもとにした意識の研究は、劇的ともいえる進歩をみせた。そこでこの章では、現代睡眠科学がその間、意識を理解するためにどのような貢献をしてきたか、そしてどのような過程をたどって、夢が意識の一形態であるという考え方に変わっていったかをみていこう。

もっとも一九六〇年代のあのサイケデリック時代以来、この、夢が意識の一形態という考え方は〝意識の変容〟としてすでに認識、いや、もてはやされてきたのである。

ところで夢の〝形〟や認知神経科学といった面から意識にアプローチするには、それにふさわしい〝意識〟の定義が必要だ。

〝意識〟を単純明快に、そして誰からも異論が出ないように定義すれば、それは「周りの世界、自分の身体、自分自身に対する認識・自覚である」といえる。「自分自身に対する認識・自覚」には、「自己を自覚している自分を自覚する」つまり意識している自分に気づいている、という意味も含まれている。

意識はまた、脳―心のさまざまな構成要素が統合し、一つにまとまった状態として初めてうまく機能する。次ページ表4にそういった構成要素と、それを担う脳領域を列記した（図12の関連する脳の構造も参照）。

この表からは二つのモデルを読み取ることができる。一つは、刺激を順次処理していくモデルで、反射理論を受け継ぐ研究者には馴染み深いものだ。このモデルによると、意識も含めたすべての神経情報処理は、外部から入ってきた刺激がボトムアップ処理され、〝統合器官〟で折り返し、今度はトップダウン処理され行動として外部へ出ていく。

もう一つのモデルは、これらの構成要素各々を特定の機能を持った〝モジュール（まとまり）〟とみる。神経医が精神状態を評価したり、認知神経学者が心の断片を理解したり、そして夢の研究

意識の構成要素	処理する脳領域
1. 感覚	末梢感覚器官
2. 知覚	皮質および皮質下による同化
3. 注意	視床−大脳皮質
4. 情動	辺縁系・皮質下領域（扁桃体）
5. 直観・本能	辺縁系・皮質下領域（視床下部）
6. 思考	前頭葉
7. 見当識	頭頂葉、前頭葉
8. 語り（ナレーション）	左側頭葉
9. 意志	前頭前野
10. 行動	脊髄、筋肉

表4　意識の構成要素とそれを処理する脳領域

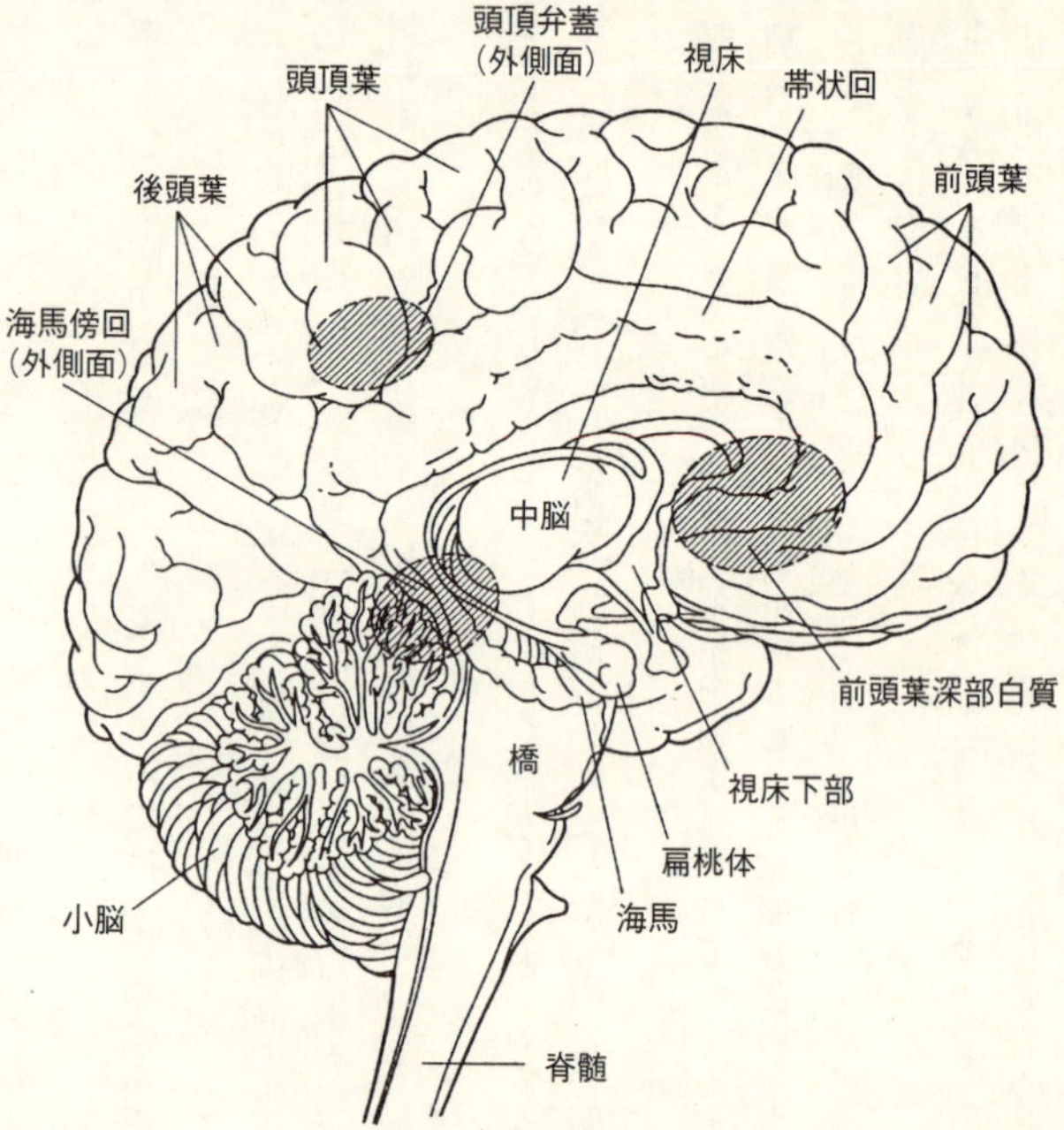

図12　ヒトの脳の構造

者が、このような臨床と基礎研究の両面からアプローチするのに、このモデルを使う。

それでは、意識はどのようにして楽々とこれらの要素の統一という神業をやってのけるのだろうか。

私たちはいかなる瞬間にも、さまざまな感覚器官をとおして入ってくる大量の情報を自覚している（あるいは自覚しようとしている）が、それでいて、その意識経験は途切れなくスムーズで、しかも焦点が合っている。

この謎は〝バインディング（脳の情報統合）問題〟と呼ばれ、学者たちがあの手この手で迫ろうとしている。バインディングというのは、本質的に異なったいろいろな要素が、途切れのない全体へと統合されていくという意味だ。

知覚を生み出すさまざまな五感の情報のバインディングに関与しているのは〝同期〟という現象で、五感情報を意識化する別々の脳領域（その互いの結合）がリズミカルに活性化され、全体が同期化することによって起こると考えられている。

たしかに、意識の統合という点ではなるほどと思える説だ。だが、その意識経験は実際にどのような道筋で達成されるのか？　また、夢をみているときやある種の薬物を服用したときに経験する意識の変容（意識の統合の変化）は、どのようにしてもたらされるのか？　同期説はそういった疑問には答えてくれない。

こういった生理的（夢）な、あるいは人工的（薬物）な意識の変容を説明するには、かなり異なったバインディングの仕組みを持ち出す必要がある。

たとえば化学的なプロセスの関与である。つまり、脳内化学物質は、脳幹にあってそれらを生産しているニューロン群の影響（神経修飾）をとおして、意識の統合に大きな作用を及ぼしているという仕組みである。

覚醒から夢へと意識が切り替わるときに、神経修飾がはげしく変化することは、すでに実証済みだ（92ページ参照）。アミン作動系―コリン作動系の相互作用モデルは、毎晩、普通に私たちが経験する意識状態の変化を理解するうえで不可欠な概念になっている。さらに、薬物や精神疾患によって引き起こされる意識の変容を理解するのにも、このモデルは大いに役立ってくれる。

ところで、同期化をとおしてのバインディングは、ミリ秒単位から秒単位で起こるとされている。一方、神経修飾をとおしてのそれは、分単位から時間単位だ。

このことは、同期化や神経修飾をとおしてのニューロン活動は、そもそもどのように意識経験へとつながっていくのか？　結局、神経系は主観的体験にどう関わっているのか？　という根本の問いに答えるための大切な鍵となる。

クオリアとハードプロブレム

この主観的体験を、「クオリア」とよび、アメリカの哲学者チャーマーズはこれについては〝ハードプロブレム（難問題）〟としてこういいきる。「神経科学はこのハードプロブレムをまだ解いていないし、これからも決して解くことはないだろう」（訳注：クオリアとは、たとえば赤い色とか水の冷たさ、砂糖の甘さなど、感覚を構成するユニークな質感をいう。クオリアを感じ取れる脳を、これまでの自然科学の記述で語ることができるのか、という難問である）

神秘主義のほうが性に合っていて、神経科学的な説明にはあまり耳を傾けたくないという人なら、そういう考え方もあるだろう。何も神経科学者のいうことが究極の真実だなどと、これっぽっちも思う必要はない。

たしかに、クオリアや心―脳問題（訳注：なぜ物質である脳に〝わたし〟が宿るのか？）は難題にはちがいない。だが、脳の中で周りの世界が構築されるとき、以下のような相補い合う二つのプロセスが働いていることをはっきり認識してしまえば、解決不可能な問題だとは思わない。

一つは、運命とでもいうか、あらかじめ決定されて、誕生と同時にこの世に持って出てくる自己組織化の仕組みだ。これは遺伝子が決定する。もう一つは、この世界を体験することによって手に入れる仕組みだ。私たちはこの体験を、脳が解読できる形で神経回路へ入力する。これは習得されるものである。

これら先天的、後天的、両方のプロセスが、目覚めているとき、そして眠っているときという異なる脳の活動様式の中で機能している。こういう見方をすると、覚醒と夢とは、一生を通じての互いの鏡像ともとれる。すなわち、幼い頃は意識を構築するために、そして大人になるにつれ、適応に必要な情報を意識に取り込むために相互に干渉し合う鏡像だ。

ところで、自覚や〝自覚の自覚〟のメカニズムがまだ説明されていない、と思う方がいるかもしれない。そこでごく簡単に、私たちが何かをみる仕組み、そして「何かをみている自分を自覚する」仕組みについて触れてみよう。

とくに何かを意識してみるのではなく、ただ目に入ってきたものをみる（自動的視覚運動）場合を想定する。周りの世界から入ってくる光が、網膜で電気信号に置き換えられる。その信号が脳に伝えられ、その世界に相当するイメージ（表象）へと統合される。ただし、この統合された表象はみた人に特有でしかもユニークな意味を持つ表象だ。

ここまでは誰も異存がないと思う。けれども、もしそう思うなら、心—脳問題は解けたも同じなのである。

いま問題にしているような視覚世界は、ニューロンが次々と活性化されていく一連の活動パターンに他ならない。そこからもう一歩進めて、〝その一連の活動パターンを認識する〟という一連の活動パターン、これが〝自覚〟である。それをさらにもう一歩進め、「その自覚を認識する」一連の活動パターン、それが自覚の自覚、〝意識〟がフル稼働している状態というわけだ。

以上、どちらかというと目覚めているときの意識に目が向けられたが、今度はそれに夢の意識を含めて考えてみよう。

夢の意識状態

何よりもまずいえるのは、私たちの脳は刻々と入ってくる外界からの入力や出力がなくとも、じつに豊かな意識経験が可能であること。さらに、それに負けないくらいはっきりいえるのは、夢の意識状態は睡眠中の脳の活性化に依存しているということである。

この活性化は、高頻度の同期化および脳内化学物質の広域的な変化（神経修飾）を伴い、このような活性化状態はレム睡眠でもっともはっきり認められる。

レム睡眠は、目覚めているときの意識に大きな影響を及ぼす。そして、少なくとも夢の〝内容〟に限っていえば、逆もまた真なり。目覚めているときの意識経験は夢にとって不可欠だし、夢のナレーション的要素には目覚めているときに覚える言葉が必要である。

次に夢の〝形〟に話を移すが、夢の形式的特徴は持って生まれたもので、母親のお腹の中にいるときに脳に組み込まれ、妊娠のかなり早い段階から機能を開始し、未来の意識の完成に向けて組織化の態勢を着々と整えている、といいきるのはまだ早すぎるだろうか。

さらにいえば、意識を構成するいくつかの要素は、他の要素よりずっと早く稼働態勢に入る可能性は考えられないだろうか。感覚・運動という要素が、脳の自律的な活性化を受ける、それがクオリアという概念の原型だとは考えられないだろうか。

ということで、感覚・運動という意識の構成要素に注目して以下の夢を検討してみよう。

夢日記⑨　一九七七年八月　橋

昨夜、恐ろしい橋の夢をみた。

イアン、クリス、私の三人は、ワゴン車に乗って急な傾斜路を上っていた。車が道路から転落する。着地した所は橋の欄干だ。不安定な状態だが、欄干は頑丈だ。私は助けを求めようとして車を出た。脱出したのはいいが、私は欄干から落ちてしまった。一〇〇メートル、いやもっと落下して水中に沈んでいった。水面下をさらに五〇〜六〇メートル沈んでようやく水底に触れた。と、思う間もなく私は弾丸のように水中を突きあがっていった。先ほどの傾斜路を通って車に戻ろうとしたが、残念ながら一方通行だ。歩いていると、男が何台もの車を軽々と持ち上げていた。

この夢が教えてくれる二つの点を考えてみたい。一つは〝動いている〟という、もう一つはその動きの主は〝わたし〟だという、絶え間ない感覚である。

　夢の橋から飛び込んだのは〝わたし〟だ。一〇〇メートルも落下して水の中に沈んでいくのも、弾丸のように水中を突きあがっていくのも〝わたし〟だ。だが、それは、こんなに生々しいのに、すべて架空の動きだ。現実にはまったく動いていないのに、動いていると信じて疑わない。

　これは「自分が自分である」という感覚は、発達段階のかなり初期から、原始的なレベルで運動パターンを生み出すいくつものニューロン群の能力の中に埋め込まれている、というリナスの説とうまく合致する。

　探し物がみつかりそうだ。〝わたし〟という感覚がどのようにして生まれるのか、その最終的な説明がこの説から得られるわけではないが、扱いにくい問題に解決の目処をつけてくれた。

　もし〝わたし〟が動きの主でないのなら、誰が、何が、そうだというのだろう。周りのもの？　感覚？　反射？　どれもこれも意味をなさない。安易な選択だが神を持ち出すしかないではないか。時・場所・人物が変幻自在の夢の中で一つだけたしかなものがあるとしたら、それは自分、夢をみている〝わたし〟だ。すなわち、泳ぐ、飛ぶ、逃げる、セックスする、恐れる、戦う〝わたし〟というわけである。

　もっとも、動きの中心としてではなく、「夢の中で演じている自分」をみる人がいるのも事実だ。だがたとえそうでも、〝わたし〟はいつもそこにいる。構成のうえに構成を重ねる、意識という組織化機構のなせる業だ。「我夢みる、故に我あり」。

夢見による意識の変容

この疑問にわかりやすく答えるために、表5をまとめてみた。すでに述べてきたことを要約しただけのものだが、もう一度見直して、夢を〝形〟から分析するというアプローチに納得するなり、反論を唱えるなりして、最終章の夢の解釈へと進む準備をしてほしい。それぞれの項目について記述されていることが、読者一人一人の夢に当てはまるだろうか。

ちなみに、表5に挙げたような脳の機能と意識の変容の関係を、脳の特定領域に照らし合わせることもでき（186ページ表4）、それによってポイントがいっそう明確になってくる。レム睡眠の自己活性化をとおして夢が作られる仕組みをあれこれ想像することも可能だ。

表の最初（感覚）も最後（行動）も、その起源は内的なものであり、外部からのものではない。これには二つの理由がある。

一つは、入力─出力の門が積極的な抑制により閉ざされているからだ。もう一つは、大脳皮質および皮質下の感覚・運動情報を処理するニューロンが自己活性化（つまり外からの入力がなくても）され、その結果、知覚や運動イメージが発生するからだ。

知覚についていえば、皮質にあるさまざまな感覚情報の集合領域（複数）およびそれらに関連

意識の構成要素	覚醒時と比較した変化
1. 感覚	もっぱら内的に発生
2. 知覚	もっぱら内的に発生
3. 注意	夢の中の出来事に没頭、注意を向けることは困難
4. 情動	高揚感、怒り、不安が誇張される
5. 直観・本能	闘争および逃走シーンがよく出てくる
6. 思考	非論理的、方向性に乏しい
7. 見当識	時、場所、人物（自分自身以外の）に関する認識が著しく欠如
8. 語り（ナレーション）	作話傾向が強い
9. 意志	弱い
10. 行動	たえず活発な架空の動き

表5　夢をみているときの意識の変容

した皮質下領域が自己活性化され、それによって外からの入力なしに知覚が生まれるという仕組みだ。人の顔や家のイメージのような視覚情報は、脳の広範囲に分布するたくさんの皮質領域で処理されていることを思い起こされたい。そしてこれら皮質領域のいくつかは、皮質下の辺縁系などともつながっている。

そして知覚は感覚に、自発的な運動は筋肉の緊張に依存している。ということは、知覚（表5の項目2）や意志＝自発運動（項目9）にも二次的な変容が起こる。

次に、意志、何かをやろうとする決断は、作動記憶（157ページ参照）の働きが低下することによって損なわれると考えられる。

これで一〇項目のうち1、2、9、10の四項目について、簡単ながらも説明がついた。

項目3の〝注意〟に関しては特筆しておきた

い。

夢の中の注意の働きは、夢に飲み込まれるようなかっこうですっかり影をひそめてしまう。いま起こっていた出来事が突然変わっても、夢の中ではそれに対して何の注意も払えないのだ。

これは、入力情報がないまま知覚が勝手に発生していることと関係があるのだろう。また、動きや思考を調整する自発運動のコントロール機能もあまり働いていないこととも関係がありそうだ。いわば夢の中の私たちは、脳の自己活性化によって勝手に次々と生まれる精神活動（感覚・運動性の要素も含め）の海に、なすすべもなく身を任せている状態なのである。

要約すると、夢の意識における〝注意〟は、二つの理由からその働きが弱っていると考えられる。一つは、自己活性化によって抑制を解かれた感覚・運動プログラムが、勝手な知覚イメージや運動イメージを次々と生み出すから。もう一つは、前頭葉が部分的、選択的に不活性化されるから。これらが互いを増強し合って、〝注意〟の低下をもたらすのであろう。

情動および原始的な感覚で物事をとらえる直観力は、レム睡眠中に大脳辺縁系の活動が上がることにより強まる。レム睡眠中には脳のいくつかの領域（たとえば扁桃体や前頭葉深部白質：186ページ図12参照）でスイッチが入った状態になることが、画像解析を使ったすべての研究から確認されている。

現代神経科学がこれらの領域の活性化を確かめたことで、情動や直観といった要素が夢物語の立て役者であることを、あらためて実感させてくれる。さらに、夢の意識が原始的で素朴なのは、覚醒時に抑えられているこういった情動や直観が〝解放〟されるからだという考え方にさえ、うなずくこともできる。

この見方でいくと、自我・超自我に相当するのは、脳の前頭前野背外側部ということになるだろう。そこが、現実世界のさまざまな状況で「やるか、やらないか」の決定を下し、直観的な行動を完結させる〝わたし〟を構成するのである。夢の意識では——フロイトもいうように——その〝わたし〟が半分眠っている。

こうして、項目3と4と5も、神経生物学の言葉で説明がついた。

では、本質的に異なる要素を一応まとまった夢物語に統合するのが、この危なっかしい司令官である〝わたし〟の仕事なのだろうか？

このことはあまり定かではない。夢のストーリーがどのように構成されるのかは、目覚めているときにいろいろな考えがどのように生まれてくるのか同様、よくわかっていないからだ。

もっとも、夢の報告の多くがストーリー性を持つことから、〝語り〟という面が何らかの形で関わっていると考えている。しかし、これについては慎重でなければならない。何しろ夢報告というのは、当然ながら、目覚めて初めて可能なものであり、しかも言葉でしか表現できないからである。

一方、夢そのものはむしろ映画のように展開していく。すなわち、物語は語りだけでなく、映像なども含めたマルチメディアで進められる。しかも現代映画のどんなハイテクをもってしてもまねのできない離れ業をやってのける。夢をみている人の架空の動きを、その本人が感じるという離れ業だ。映画というよりバーチャル・リアリティーといったほうが近いだろう。

というわけで、この〝語り〟という言葉は、一応まとまりを持った夢経験という意味合いを伝えるために使ったまでで、混沌としたレム睡眠時の夢を適切に反映するものではない。

夢の中の〝わたし〟は、ノルアドレナリンやセロトニンなどの化学物質による統合は受けられない。加えて、目覚めていれば前頭前野背外側という脳領域が授けてくれる注意や思考のコントロールも不在だ。それなのに、その中で私が体験していることは文句なしに統合されたものであり、疑いようのない現実なのである。

つまるところ、究極のリアリティーとは、脳がどのようなバーチャル・リアリティーを創りあげるかという能力の上に成り立っている、と思わざるを得ない。そしてこれは、夢をみているときも目覚めているときも、それほど変わりはしない。だから、夢をみているときは（たいていの場合）、自分自身は目覚めていると信じて疑わないのである。

コラム8 明晰夢とはどんな夢？

普通、人は夢をみている最中に、自分が夢をみているなどとは思いもしない。しかしときに、目の前で起きている信じられないような出来事に「おかしいぞ」と思うことがある。さらに、この「おかしいぞ」が強くなって、実際自分は夢をみているのだと自覚することがある。これを明晰夢という。

明晰夢は、夢をみている最中に、普通なら目覚めているときにだけ現れる意識の側面が顔をのぞかせて、自己の置かれた状態を自覚する、そんな夢である。目覚めているときなら、それを自覚しているし、目覚めているかどうかをたしかめることも簡単だ。自分の意志で動くこともできるし、思考をコントロールすることもできる。もしおかしいぞと思ったら、ほっぺたをつねって確認することだってできる。つまり、外部刺激に適切に反応するかどうかをみるわけだ。

こういった内省的な自覚が、夢をみているときには失われている——自分の置かれている状態に気づかない、思考をコントロールできない、批判的な判断ができない（そのままを受け入れてしまう）。

中には夢をみているとき自然に自覚する人たちもいる。これは八歳以上の子どもでは比較的よくあることで、思春期をとおして続く。だがそれ以降は、明晰夢を自然にみるのは容易ではない。けれども訓練によって簡単なテクニックを身につければ、明晰夢をみることができる。

まず、ベッドの脇に夢を記録するためのノートとペンを用意する。そして眠る前に自分にこういい聞かせる。

「私は今晩、二時間（健常者であれば）たっぷり、素晴らしい夢を堪能する。その中で奇妙なことが起こったらそれを見逃さないこと」

さらに、夢ではよくあっても、目覚めているときには決して起こらない出来事に（夢の中で）注意すること。たとえば、時間、場所、人物が突然に変化する。とくに、誰だかわからない人物が、ありそうもない場面で登場したり、知っている人の身元や素性が、いつのまにか他人のそれにすり替わったりしたときなどだ。とにかく時間や空間や人物に関するいわゆる見当識が流動的であることが、いま自分は夢をみているのだと気づかせてくれる。

これがうまくいくと、脳―心の一部が目を覚まして「おい、夢をみているぞ」と教えてくれる。こうすることで、ある種の解離状態を作り出しているのだともいえる。目覚めた状態の脳と夢をみている状態の脳が共存しているというわけだ。

ここまで来ればしめたもの。後はじつに興味深い夢体験が待っている。なにしろ夢を見物できるのだ。

夢をはっきり記憶に留めたかったら、夢をみている途中で目覚めることもできる。

何といってもすごいのは、夢の内容を変えられることだ。夢を自由にできる、とまではいかないにしても、それに近いことができる。空を飛ぶのは簡単だし、他の登場人物とロマンチックな関係を楽しむこともそれこそ〝夢〟ではない。

とにかく夢でこんなことができれば、間違いなく得意な気分になれるし、何よりも明晰夢を体験できること自体、楽しいではないか。

第11章 脳科学時代の夢判断

私は本書を書き進めながら、まずフロイトの夢理論を高い台座から引きずり下ろした。そして再びそれを拾い上げ、ホコリを払って、もう一度台座に戻した。けれどもそこはやはり、私の夢理論を置きたい場所ではない。

この最終章では、現代脳科学からみた夢と、フロイトの精神分析からみたそれの、違いと共通点をまとめてみたい。

これについては、同僚のスティックゴールドがいみじくもこういっている。

「フロイトは半分正しく、完全に間違っていた」

このパラドックスを解くのが、この章のテーマだ。そうすることで、憶測だけの哲学ができることとできないことを明確にしたい。さらに、直観だけで描いている自分像を修正できるものがあるとしたら、それは実験的脳科学だけだということを示していこう。

フロイトが半分正しかったこと

フロイトが正しく理解できていたのはどの点だろうか？　それは、彼が夢を論じる中で、その原始的な情動面を強調した点である。

実際、夢は脳の原始的な欲求過程が睡眠中に放たれることで進行していく。そしてその欲求過程は、セックス、攻撃、逃避といった本能的な生存手段を含む。好ましいもの（高揚、歓喜、幸福、愛）に近づいていく、好まざるもの（恐怖、不安、パニック）を避ける、そして争いの土壇場でみせる行動（格闘、攻撃、射撃）、これらに伴う感情がすべてそこにある。

フロイトはこれを欲求の〝一次過程〟とよび、目覚めているときの意識に特徴的な、より洗練された、より現実に考慮した形の〝二次過程〟と区別した。

しかしながら、フロイトは性的なこととの関連を強調しすぎたし、逆に、怒りや恐怖などの負の情動についてはあまり多くを語っていない。なぜなら、フロイトがもっぱら目を向けたのは、願望充足としての夢だったからである。

フロイトの夢理論では、夢の内容構成の裏に隠れて夢を動かしている〝情動の突出性〟や〝強い連想性〟に、多大な関心が向けられている。

つまりフロイトは、夢は基本的にある程度本能的な力（情動）が駆動力になっていて、情動に関連した記憶が次々と緩やかに結びつくことで夢が展開していくと考えた。この点では彼は正しかったと思う。

理性を第一に置いた心理学や哲学にくらべて、精神分析の優れたところは、何といっても感情の重要性に大きく目を向けた点であろう。夢は私たちに、自分たちには強力な直観力や情動が備わっている、とはっきりと思い起こさせてくれる。それだけではない。私たちには狂気へと向かう性向さえ備わっているのだが、これも直観力や情動と同様、目覚めているときには厳密なチェックを受けて抑え込まれていることもわからせてくれる。

フロイトによると、こういった夢のルールは、覚醒時の意識にも当てはまる。すなわち覚醒時の意識の、私たちが考えているよりはるかにたくさんの部分は、直観・情動脳（今なら大脳辺縁系だといえる）から入ってくると主張した。

私たちはこの主張も正しいと考えている。そしてこの考えをさらに進めれば、〝わたし〟を構成するこの部分は、夢に目を向けることでもっとよくみえてくることにもなる。おそらく、夢を出発点に連想をたどり、情動の源へとたどり着くことによって……。

ここで「おそらく」といったのは、これはまだ推測でしかないからだ。精神分析が創始されて一〇〇年経った今日でさえ、夢の〝内容〟（空想や単なる言葉のリストまで含められてしまったが）から連想をたどり、情動の突出性を解読するという手法がどれだけ有効なのか、実験的に証明されてはいないのである。しかし、ともかくこの先述べるように、連想思考を考える上で情動の突出性は大きな意味を持つ。

フロイトが完全に間違っていたこと

フロイトの夢理論によると、夢の中の無意識の願望は、常に意識をわずらわそうとする恥ずかしいものということになっている。ちょうど彼が生きたビクトリア時代の性的行為が、社会の目を盗んでこっそり行う恥ずべきもの、とされていたように。

フロイトは、夢の奇怪さを説明するのに、何の根拠もない〝変形〟だとか〝検閲〟といった解釈を用いた。夢の主要動力である願望充足という欲求は、そのままの形で夢に現れることは許されず、いろいろと〝加工〟され、その結果わけのわからない奇妙な夢が生まれるという仕組みだ。〝夢〟として意識される夢の内容は「顕在夢」とよばれ、その裏には、変形や検閲される前の本来の夢が意味する「潜在思考」が隠されているのだという考え方が、精神分析的な夢理論の中核を成した。この考え方、そして直観や情動に大きな意味を持たせたこと、それがフロイトの夢理論のすべてだった。

しかし、もしも夢が、いま私たちが考えるように、情動や直観を隠すものではなく、むしろあらわにするものなら、変形や検閲は不必要というより誤解を招きさえする。はっきりいわせてもらえば「完全に間違っている」のだ。

この変形や検閲を抜きにしたら、フロイトの夢理論には、夢解釈のための何が残されているだろう。もしも直観や情動が変形されたり検閲を受けたりせずに、夢にそのままの形で現れるのだとしたら、顕在夢も潜在思考もありはしない。夢はそのままの夢だ。

この見方でいくと、いわゆる潜在思考に相当するのは、互いに連想関係にある多量の記憶の断片で、それがつなぎ合わされ展開されていく夢が顕在夢というわけだ。

連想を、夢を展開する動因として捉えるか、あるいは夢の要素としてとらえるか（なぜなら、検閲も受けず変形もされず、そのままの情動が突出した形で夢の構成に使われるから）、どちらにしても、連想をたどることは、心の中で自分が何に重きを置いているのかを知る、よい手がかりとなるはずである。

この場合は、夢を記録することと、その記録の連想面を慎重に読むことだけが必要になる。これまでの自分像を正直にとらえるうえで、連想は意味深いものである。しかし、連想は往々にしてあいまいだったり間接的だったりするから、慎重に読まなければ正しくとらえることはできない。

夢の中での情動についてはとくに性差はみられず、その人の人生に密接に関連している。夢の解釈が心理療法の一つとしていまなお廃れずにあるのは、この、夢はその人を反映する非常に個人的なものだという観念に基づいているからだ。

さて、私の夢日記からもう一つ。第4章の生理学的な考察にも使えそうだが、今ここで取り上げている「非常に個人的なもの」という点で考えさせられるところの多い夢でもある。当然のことながら、この内容の夢をみることができるのは、世界中で私一人だ。

夢日記⑩　一九八〇年三月一二日　ジュヴェへの敬意

学会（おそらく一九六九年にニューメキシコ州で開かれた睡眠学会）にやってきた私は、同僚たちと挨拶を交わしている。

突然、ジュヴェがそこにいることに気がついた。彼も私に気づき、大きな笑みを浮かべた（通常の彼の挨拶とは違う）。大声でよぼうとした瞬間、足の力が抜けてへたへたとその場に崩れた。何も言葉にできない、どうしたというのだろう。

この記録に続いて私は、次のようなコメントを添えている。

＊力の抜けた足

フランス語でこの言葉が何を意味するか？　それを知ったのは、ある女性との密会のためヴィルフランシュにあるボザールホテルに行った日のことである。研究室に戻るとジュヴェが何やらあやしげな意味を持つフランス語——les jambes coupées を私に投げかけた。〃性行為の後ですっかり疲れ果てているようだな〃といった意味らしい。

大学の図書館で昔の友人D・Bに会うというのが、研究室を出るときの口実だった。ホテルでの密会のことをはぐらかそうと、D・Bのことを少し変態気味だとかホモだとかいってジュヴェと冗談をかわした。だがジュヴェはどうやら感づいていたようだ。

＊ジュヴェの笑顔

ほぼ一〇年間、個人的にも研究の面でもライバル関係が続いた。そのわだかまりが解け始めたということなのだろう（注：私がフランスのリヨンで仕事をしていたのは一九六三年から六四年にかけて、そしてこの夢をみたのは一九八〇年）。日本でのこと（一九七九年）を境に緊張がほぐれ始め、メキシコで（一九八〇年）決定的となるだろう。本日、形式的だが非常に心のこもったジュヴェからの手紙を受け取った。

＊無緊張

「レム睡眠に伴う筋緊張の消失」はジュヴェの偉大な発見である。夢で私が起こした脱力発作はその現れだろう。ナルコレプシーのように、強い情動（とくに驚愕）によって筋肉の無緊張が生じる。ジュヴェの業績をこのような形で認めたものと思われる（訳注：ナルコレプシーは、状況に関わりなく、突然、眠り込んでしまう病気。一〇～二〇分で目覚めるが、そのときの爽快感が他の病的な過眠と異なる)。

この夢解釈をどう思うだろうか。説得力があるだろうか。私にはなんともいえない。たしかに、精神分析医から夢解釈を受けている患者のように「当たってる、当たってる」といった感じは抱くが……。だがこれはまさしく、グリュンバウムが指摘したように「当たるも八卦《はっけ》当たらぬも八卦」で、たまたま当たっただけかもしれない。

ちなみにこの解釈(私は〝考察〟とよびたい)には変形―検閲の入り込む余地はない。無意識は、検閲官に禁止されたり、変形されたりする前に、そのままの形で意識に上っているからだ。

このような一連の連想は、私にとってはたしかに意味を持つし、情動の突出性も備えている。しかしだからといって、この夢が本当は何を意味しているか、なぜこの夢をみたのか、という疑問に対してこの解釈が当たっているかと聞かれれば「そんなことはわからない」というしかない。

どんな夢をみるか予測できるのか?

ホフスタッターが著書『ゲーデル、エッシャー、バッハ』(野崎昭弘訳)で指摘するように、過去の出来事だけをもとに夢内容を分析するのは、科学として不適切である。未来ならぬ過去をのぞく鏡など、見通しがよくて（予測ができて）当たり前ではないか。

私はジュヴェの夢をみた。なぜなら、つい最近彼に会ったから。それに、ジュヴェが私に対してどういう感情を抱いているかを私は気にしているし、彼の偉大な発見のこともはっきり意識している。——なるほど、もっともらしい解釈だ。たしかに、先行する出来事が夢の結晶を形成し、その周りにストーリーができあがっていく、という説はある程度証明されている。

では、私はこの夢を、いやこれまでにみたどんな夢でもいいが、その内容をあらかじめ予測することができただろうか？　仮に一つ一つの夢の構成を決定するルールがあるとしたら、そしてそのルールのことを十分に理解できたら、予測できることになる。

しかし、いくらなんでもそれはないだろう。たとえ、どうしてそんな夢をみたのか理由がわかるような夢をみたとしても、その夢に対するあなたの解釈は、因果関係と前後関係が混同している可能性が高い。ジュヴェの夢に対する私の解釈もそんなものだ。

この点をもっとはっきりさせるために、心に留めておくべきことを二点挙げておこう。

一つは、ほとんどの情動的に突出した体験は、それがきっかけとなって夢をみるわけではないということである。私たちの知る範囲（といっても限られているが）では、どんなに印象の強かった人、出来事あるいは刺激も、まったく夢に出てこない例はいくらでもある。

たとえば、私は学問分野で意欲的に仕事をこなしていく立場にあり、そこで次のような夢をよくみる。何の用意もできていないのに試験を受ける夢、自分の業績や経歴の信用性に自信がない夢、研究発表用のスライドや講義に使うノートをなくしてしまったり、講義に遅れたりする夢。要するに〝準備不足〟の夢はよくみる。

ところがどうしたことか、机の前に座って論文を書いたり、研究費申請に欠かせないレビューを読んだりしている夢は一度も、ほんとうに一度もみたことがない。

こうしたことは、私にとっては夢を誘発してもおかしくない、かなり刺激的な、しかも頻繁に経験する出来事なのに、なぜ私の夢に入ってこないのだろう。生存、攻撃、防御、他にもいろいろな点で、私にとっては間違いなく情動的に突出した出来事であるはずだ。なぜ情動性の強い体験や、それに直接関わる出来事ではなくて、現実にはあまり起こりそうにない、しかも自分が困っている夢をよくみるのだろう。夢の科学によって、ぜひとも説明をつけたい疑問だ。

もう一つ心に留めてほしいのは、たとえ因果関係などなくても、どうにかして因果関係をみつけようとするのは、人間の心理だということである。

なぜこんなことをいうのかといえば、私たちが行ったある実験の結果がそれを示唆しているからである。これは「夢の接合実験」といって、共同研究者のスティックゴールドが考え出し、私の研究室のセミナーグループが行った。

一〇の夢報告のそれぞれ場面ががらりと変わる部分で、ハサミで二つに切り離す。こうしてできた二〇片を再びつなぎ合わせる。このとき、半数はもとの報告どおりにつなぎ合わせ、残りは前と後ろが別々の人の夢報告からなる〝ハイブリッド夢〟に組み立てた。すなわちハイブリッド夢では、前後の内容の間に因果関係はないはずである。

この実験を行う前には私自身、たとえ夢の場面が変わっても、一つの夢の中に何らかの関係を見出せると思っていた。ところが実際には、どれがハイブリッド夢でどれが一つの夢なのかを区別できなかった。それも私だけではない、他のみんなもそうだったし、ベテランの臨床心理士でさえ、このように場面変化を伴う場合、ハイブリッド夢かどうかの区別がつかなかったのである。じつに素朴な実験ながら、考えさせられるところが多い。

何事に対しても当然のように「こうなるには、こういう理由があるんだ。だからこうなんだ」と決めつけている。どんなことにも因果関係を探し出そうとするのが人間の心理なのだろう。それがあるからこそ私たちは生き延びてこられたのだろうし、科学も進歩してきたのである。ただし、それによって誤ることもある。そして誤ったことに気づくよりも、気づかないことのほうが多いようである。

実験的科学への期待

ところで、人はみな日常生活の中で夢解釈と変わらないことをやっている。「どうしてあのとき、あんなことをいったのか?」とか「その受話器をとったときになぜあんなに不安な気持ちになったのだろう?」とか「息子の嫁に対してなぜあんなに腹が立ったのかしら?」とか。

こういった疑問に対して私たちは、ややもすれば、どこかで聞いたような、あるいは読んだようなお定まりの因果関係で答えようとする。夢の解釈にとって因果関係はつきものだが、これまでにもみてきたように、常にそれがそこにあるわけではない。

なぜこんな夢をみたのか? 何に対して恐れているのか? 何のためにこんなに怒り狂っているのか? このような疑問を抱く自分を納得させるためにいま必要なのは、もっと広い視野で通用するルールだ。

こういった因果関係の落とし穴に落ちないようにと考えられたのが実験的科学だ。科学的な実験というのは、原因を解明する実習訓練といえよう。よく考えられた実験は、間違った因果関係を見破り、真実の因果関係を実証してくれる。

眠っているとき、あるいは目覚めているときに、脳は自己を活性化することで何を表現したいのか? 脳にはそれなりの深い、そうしなくてはならない理由があるはずだ。この二一世紀には、そういった深い理由を、脳の実験的科学をとおして、もっともっと知ることになるであろう。

脳の活性化によって、ある種の化学物質や特定の脳領域が活発になり、ひいては幻覚、強い連想性、強い情動性、誤った思い込みなどが生じる。いまのところ、ここまでが、科学にできる予測だ。といってもここまで予測できれば、〝形〟からの分析で〝内容〟からでは手に負えない心理学的分析をやってのけられる。

　私たちが夢をみるのは、別に無意識の願望や欲望が変形される（そのままの形では睡眠が妨害されるのだという）からではない。夢をみるのは、睡眠中に脳が活性化されるからであって、たとえその活性化によって原始的な欲望にスイッチが入ろうが入るまいが、とにかく夢をみるのである。しかも、そのような欲望は夢の中で隠されるのではなく、むしろあらわにされる。そして夢に特有のこのような意識過程は、精神分析でいう防衛機制によるものではなく、生理学的な活性化の仕組みによって決定されるのだ。

コラム9　夢に男女差はあるのか？

　男女大学生のグループを被験者として、夢の中の情動を調べたことがある。その結果は予想外だった。男女の夢の中の情動要素は、目覚めているときと同じように、かなり異なるだろうと私たちは考えていた。男性の夢はより攻撃的かつ暴力的、女性の夢はより友好的で穏やかだろうと予想していたのだ。

　だが実際はそうではなく（少なくとも私たちの被験者の場合は）、夢の中の情動の強さというのは、男性と女性で驚くほど共通していた。

ちなみに、夢の中でどのような視覚イメージを持つ傾向にあるかという点でも、両グループ間にほとんど違いはみられず、夢の奇怪さという点でも性差はなかった。

このことからいえるのは、夢は性に関係なく備わった脳内現象だということだ。目覚めているときであれば、生理や社会との相互作用をとおして、情動エネルギーは男女で異なった形で発現されるのであろう。女性は子どもを育てること、守ることに、男性は生計を支えることや仲間とのライバル関係に、より大きな関心が向けられる。

もっとも、こういう行動の性差は社会における性別役割の変化とともに移り変わっていく。変わらないのは、男の夢、そして女の夢の中の情動表現だ。男性にとっても女性にとっても、処理するに値する情報に情動エネルギーを向けるという〝情動の突出性〟は、何よりも重要な要素なのである。

おわりに

もし、問われているのが「夢のミステリーをどのように捉えればよいのだろう?」という疑問ならば、そっけなく「もはやそんなミステリーなどありませんよ」というのがその答えである。少なくとも夢には、これまでにあったような神秘のベールに包まれた夢理論をつくるに値するミステリーは存在しない。

たしかに睡眠科学はいまだ成熟過程にある分野であり、答えの出ていない問いも少なくない。たとえば現時点では、脳–心は眠っている間にそれ自身をどのように再組織化するのか明確になっていない。そして、この疑問をもっとよく理解するために、夢という現象をどのように利用すればよいのかについても、まだよくはわかっていない。

ただはっきりいえるのは、この疑問に答える材料になる詳細な事柄がわかってくれば、睡眠中の情報処理の仕組みが、予想を超える範囲まで解明されていくだろうということだ。

追究したいのは夢の〝神秘〟ではなく夢の〝科学〟だ。それも神経生物学にしっかりと根差した科学である。近年の脳の画像技術、特に画像解析（154ページ参照）の進歩は、このプロジェクトの将来に大きな期待を持たせてくれる。いまや私たちは、人間が眠っているとき、目覚めているとき、夢をみているときの脳の活動、それも領域別の活動をみることができるのである。これは「科学のルネッサンス」といっても大袈裟ではない。科学的に脳と心を解き明かすうえで画期的な変革が予想されるのである。

これまでにも述べてきたことだが、私たちが研究の核心としているのは人間の意識である。意識は脳の働きによって生まれる。したがって、どのような意識を体験するかは、そのときの脳の状態にかかっている。これに関してはいまさら議論するまでもないだろう。それなら、意識状態を定義するモデルを確固とした脳科学のうえに築く作業もスタートできるはずだ。

そして、夢の研究は大きなプロジェクトの一環として、すなわち哲学や心理学や精神医学を根底から揺さぶる意識理論を構築するために欠くことのできない研究として、捉えるべきであろう。

夢を睡眠科学から切り離して研究することは不可能である。そして睡眠科学を神経生物学から切り離して研究することもできない。切り離すことのできないこれらのつながりからわかってきたことの中から特に重要な三項目に目を向けて、この分野の進歩を要約してみよう。

——結論①

夢をみているとき、あるいはその他の意識状態は、脳の活動水準の変化に関係している。睡眠中に脳の活動が変化する仕組みは組織的で、活動水準が〝山〟にあるときには夢をみている可能性が高い。むろん、それが〝谷〟にあるときでも、脳は私たちが何となく感じているような〝活動休止〟とは程遠い状態にある。いや脳の活動は常に活発だといってもよい。意識活動がすっかり消失した状態にあっても、脳は実に複雑なやり方で活動している。

それではいったい睡眠中に活性化した脳は何をしているのだろう。いくつも答えはあるが、特に重要なのは情報処理、記憶の固定および修正、新しく学習した技能の習得などである。これが意味しているのは、目覚めているときも眠っているときも、意識は脳の活動水準が高いときにのみ現れる(九〇〜一〇〇パーセントそうだといえる)ということである。

——結論②

脳は、外界からの刺激にたよらず独自に活性化することができる。そして角や象牙の門(3ページ参照)ならぬ感覚入力と運動出力の門を、開いたり閉じたりするのである。

すなわち脳は、眠っている間に何度か自己活性化するとともに、外界の情報が入って来ないように入力の門を閉じる。同様に、自己活性化した脳によって作り出された運動プログラムが現実の運動として出て行かないように、出力の門を閉じてしまう。

私たちは夢の中で自分が〝動いている〟のを感じるが、ありがたいことに現実の動きとなることはない。夢をみるレベルにまで活性化された脳は、外界と切り離された状態にあるといえる。

こうして脳は、閉鎖した系の中で独自の仕事に専念するというわけだ。私たちが夢の中で感覚や運動や感情を意識するとき、これらのデータを活発に処理しているのである。

――結論③

おそらく、これが三つの結論の中でもっとも大きな意味を持つのではないかと思う。

睡眠中に脳は、自己活性化したり外界から切り離してそれ自身をオフライン状態に置くだけでなく、脳内の化学環境を過激に変化させる。とくに自己活性化するときには、覚醒時の意識に不可欠なノルアドレナリン細胞およびセロトニン細胞が完全にその活動を停止する。そうなると当然ながら、目覚めているときの脳にはできるが夢をみている脳にできないことがいくつか出てくる。置かれた状況を分析・判断したり、思考や注意を適切に向けたり、夢の中の出来事を覚えておくといったことである。

すなわち、覚醒時の意識と夢をみているときの意識の違いを大きく左右するのは、おそらくこういった脳内化学環境の違いだと思われる。

二〇世紀半ばの重大発見を皮切りに、睡眠科学はめざましく発展していったが、右の三項目とも、それまでの夢学者たちが予想だにしなかった結論である。このどれもが、「意識」を考えるうえで大きなインパクトを持つ。このような知識がなければ、意識の研究は暗闇の中を手探りで進むしかなかっただろう。しかしいまやこうした知識によって、私たち人間の持つもっとも興味深い特徴である〝意識〟に、光を当てることが可能になったのである。

さくいん

<は行>

<ま・や行>

<ら・わ行>

＜さ行＞

＜た行＞

＜な行＞

件名さくいん

欧文さくいん

人名さくいん

<ア・カ・サ・タ行>

<ナ・ハ行>

N.D.C.491.371　222p　18cm

ブルーバックス　B-1426

夢《ゆめ》の科学《かがく》

そのとき脳は何をしているのか？

2003年12月20日　第1刷発行

2007年 8 月 6 日　第2刷発行

著者　アラン・ホブソン

訳者　冬樹《ふゆき》純子《じゅんこ》

発行者　野間佐和子

発行所　株式会社講談社

〒112-8001 東京都文京区音羽2-12-21

電話　出版部　03-5395-3524

販売部　03-5395-5817

業務部　03-5395-3615

印刷所　(本文印刷) 豊国印刷株式会社

(カバー表紙印刷) 信毎書籍印刷株式会社

本文データ制作　講談社プリプレス制作部

製本所　有限会社中澤製本所

定価はカバーに表示してあります。

Printed in Japan

落丁本・乱丁本は購入書店名を明記のうえ、小社業務部宛にお送りください。送料小社負担にてお取替えします。なお、この本についてのお問い合わせは、ブルーバックス出版部宛にお願いいたします。

ISBN4-06-257426-8

発刊のことば

科学をあなたのポケットに

二十世紀最大の特色は、それが科学時代であるということです。科学は日に日に進歩を続け、止まるところを知りません。ひと昔前の夢物語もどんどん現実化しており、今やわれわれの生活のすべてが、科学によってゆり動かされているといっても過言ではないでしょう。

そのような背景を考えれば、学者や学生はもちろん、産業人も、セールスマンも、ジャーナリストも、家庭の主婦も、みんなが科学を知らなければ、時代の流れに逆らうことになるでしょう。

ブルーバックス発刊の意義と必然性はそこにあります。このシリーズは、読む人に科学的に物を考える習慣と、科学的に物を見る目を養っていただくことを最大の目標にしています。そのためには、単に原理や法則の解説に終始するのではなくて、政治や経済など、社会科学や人文科学にも関連させて、広い視野から問題を追究していきます。科学はむずかしいという先入観を改める表現と構成、それも類書にないブルーバックスの特色であると信じます。

一九六三年九月　　野間省一